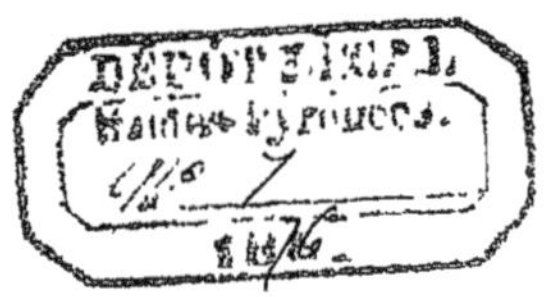

LA

SULFUROMÉTRIE

APPLIQUÉE AUX SOURCES

DE

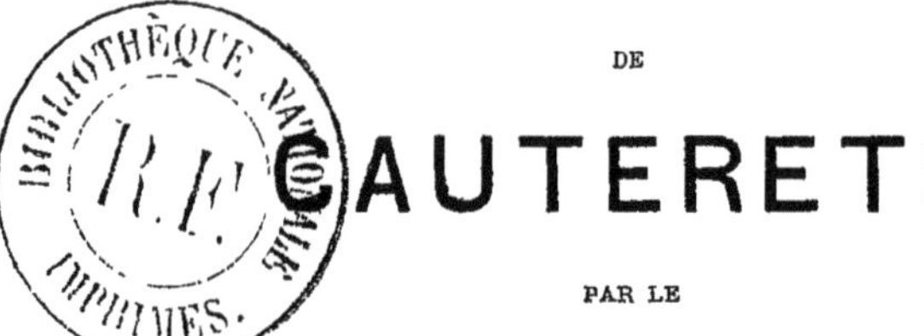

CAUTERETS

PAR LE

DOCTEUR E. DUHOURCAU

Pharmacien de 1re classe

Lauréat de l'École Supérieure de Paris

Ex-Interne Lauréat des hôpitaux

MÉDECIN CONSULTANT AUX EAUX DE CAUTERETS

PARIS

V. ADRIEN DELAHAYE ET Cie

Libraires-Éditeurs

Place de l'École de Médecine

1876

AVANT-PROPOS

Il y a environ vingt ans, il existait peu d'écrits sur les Eaux de Cauterets : un seul travail, celui de Borie, imprimé en 1714, avait précédé ceux des Bordeu. Poumiers et Longchamps avaient étudié spécialement la source de la Raillère ; et à part quelques notes peu considérables de Labaïg, Laplagne, Orfila, Gintrac, il faut arriver jusqu'à C. Camus pour trouver une étude de nos eaux assez importante. Les ouvrages des hydrologues, Fontan, Filhol, Rotureau ; les rapports des inspecteurs qui se sont succédé dans la station de Cauterets fournissent aussi quelques renseignements, mais tous incomplets, parfois même erronés.

En 1858 et 1859, MM. Filhol et O. Reveil relevèrent le titre sulfurométrique des sources de Cauterets, aux griffons et sur les lieux d'emploi. Les résultats qu'ils obtinrent alors leur permirent d'indiquer nettement, en même temps que l'état de nos sources, les côtés défectueux de leur installation, et de demander la suppression des inconvénients qu'ils signalaient. La Vallée de St-Savin, propriétaire des eaux de Cauterets, se hâta de profiter des conseils de ces deux hommes éminents, et refit à grands frais la conduite de ses sources, et les réservoirs qui les laissaient s'altérer.

Depuis que la Vallée à concédé ses Thermes à une Société Anonyme, celle-ci, désireuse autant du bien des malades que du sien propre, ne cesse d'apporter à l'aménagement des sources ou des Etablissements les améliorations reconnues indispensables, et s'efforce de tenir Cauterets à la hauteur du rang auquel il a droit de prétendre.

Ces dernières années ont vu éclore nombre de publications nouvelles sur les Eaux de Cauterets. Toutes ont leur mérite : mais aucune, que je sache, n'a eu en vue une analyse sulfurométrique complète de nos eaux. Et depuis que O. Reveil a présenté en 1860 à la Société d'Hydrologie de Paris son rapport sur les analyses qu'il venait de faire avec M. Filhol, bien des améliorations ayant pour objet la meilleure conservation des sources ont été apportées à nos établissements ; des constructions nouvelles se sont élevées, que desservent des sources inutilisées jusqu'alors ; d'autres sources cachées ont été captées et mises en exploitation, etc... C'est assez dire que les documents publiés par O. Reveil ne sauraient suffire aujourd'hui, même pour les sources si complètement étudiées par lui, qui mieux aménagées maintenant ne sont plus tout-à-fait les mêmes qu'à cette époque. J'ai cherché à combler cette lacune, et c'est là le but de ce travail. Sans vouloir donner aux résultats que je publie ici toute la valeur de ceux des chimistes dont j'ai cité les noms, je puis affirmer avoir fait tous mes efforts pour éviter d'induire en erreur et moi et ceux qui me liront, en m'entourant des précautions les plus minutieuses.

J'ai répété mes essais sulfurométriques sur chacune de nos sources, en juin, août, septembre et octobre 1874, en mai, août, et octobre 1875. Les résultats que j'énumère sont particulièrement ceux de mes deux dernières séries d'essais : ce sont ceux qui m'inspirent et méritent réellement le plus de confiance, et représentent le mieux la moyenne sulfurométrique de nos sources.

Ma seule ambition est d'être utile à mes confrères, aux malades, et à mon pays.

J'ai été aidé dans la plupart de mes analyses par un de mes compatriotes et amis, M. Cl. Labassé, étudiant en médecine, qui pourrait témoigner de la rigueur que j'ai apportée dans toutes mes opérations. Qu'il me soit permis de lui adresser ici mes remerciements pour son concours intelligent et dévoué.

Je ne puis que me féliciter aussi de la complaisante obligeance que j'ai toujours rencontrée chez M. Mécéra, Directeur des Eaux de Cauterets, et chez tous les employés de nos établissements ; je me fais un devoir de les remercier à leur tour, dès les premières pages de cette étude, de m'avoir largement facilité les moyens de la faire aussi consciencieuse et aussi complète que j'ai pu le désirer.

LA

SULFUROMÉTRIE

APPLIQUÉE

AUX SOURCES DE CAUTERETS

PREMIÈRE PARTIE

—

LA SULFUROMÉTRIE

L'action thérapeutique des eaux sulfureuses a été de tout temps attribuée au soufre qui les minéralise, quelles que soient la forme sous laquelle il y est contenu, et les combinaisons dans lesquelles il s'y trouve engagé. Le soufre en effet donne à ces eaux leur odeur caractéristique; c'est au soufre qu'elles doivent leurs propriétés excitantes dont la médecine a su tirer parti au moyen des applications les plus variées. Une des premières questions qui devaient se poser à l'esprit des savants dans l'étude des eaux sulfureuses était donc le dosage du soufre. Et tout d'abord on songea à le séparer sous forme de sulfures insolubles, par l'intermédiaire de sels métalliques donnant lieu à des précipitations de ce genre, tels que les sels de plomb, de cuivre, de fer, d'argent, de zinc, etc...

Longtemps l'acétate de plomb fut employé à cet effet; mais avec le sulfure plombique étaient précipités des sulfates, des phosphates, dont la présence faussait les résultats obtenus.

Cependant, durant des années, ce fut la seule manière d'apprécier la sulfuration des eaux. Grothuss proposa une méthode plus exacte, mais qui, minutieuse et longue, expose par cela même à des erreurs : il précipitait le soufre des eaux au moyen du nitrate d'argent ammoniacal; l'alcali en excès redissolvant les autres sels (carbonate et chlorure d'argent), ne laissait que le sulfure, lequel était ensuite décomposé par la chaleur au moyen de la coupelle. Le poids du bouton d'argent obtenu permettait de calculer celui du soufre qui lui était combiné.

Anglada avait adopté ce procédé, aujourd'hui encore un des plus irréprochables si les opérations sont bien conduites. Il est préférable de reprendre l'argent métallique par l'acide nitrique, et de le précipiter de nouveau à l'état de sulfure, qui desséché dans le vide, sur de l'acide sulfurique, et pesé avec soin indique la quantité de soufre contenu dans l'eau analysée. Néanmoins M. le Dr Garrigou adresse à cette méthode deux reproches qui paraissent fondés : 1° le sulfure d'argent s'oxyde au contact de l'air et donne pendant les lavages une petite quantité d'hyposulfite d'argent soluble qui est entraîné par les eaux; 2° si l'eau minérale renferme un hyposulfite alcalin, ce sel produit du sulfure d'argent qui vient augmenter le poids du précipité correspondant aux principes sulfurés.

Desfosses avait recours pour désulfurer l'eau minérale

à l'acétate acide de cuivre, que Longchamp remplaça plus tard par le sulfate acide; ici encore les lavages et la dessiccation du précipité entraînent trop d'erreurs.

M. Filhol a donné la préférence à l'acétate de zinc, O. Reveil au sulfate neutre de cobalt, et enfin M. Cazin a indiqué dans ce but le nitrate de cadmium légèrement acidulé. Ce dernier offre de réels avantages.

On se sert quelquefois de lames métalliques d'argent ou de cuivre; on ne précipite ainsi que le soufre combiné sous forme d'acide sulfhydrique.

L'acide arsénieux, dissous à l'aide d'acide chlorhydrique pur, permet de précipiter le soufre de tous les composés, mais la réaction est lente et peu sûre.

MM. Filhol, Gobley, Chatin, ... ont fait connaître une méthode qui consiste à traiter l'eau sulfureuse par le sulfate de plomb, et à transformer ainsi le monosulfure de sodium en sulfate de soude; ce dernier à son tour est converti en sel de baryte, du poids duquel on déduit la quantité de principe sulfuré qu'il représente. M. Garrigou combat comme défectueux l'emploi du sulfate de plomb; il lui préfère le carbonate, dont la partie attaquée, transformée en carbonate de baryte, donne le poids de sel sulfureux correspondant.

On a proposé encore de calculer par différence la proportion des sulfures contenus dans l'eau, en dosant d'abord les sulfates, puis transformant les sulfures en sulfates au moyen de l'acide nitrique.

Citons enfin pour mémoire le procédé de Mohr, méthode renversée qui consiste à mesurer l'action d'une quantité déterminée d'eau sulfureuse sur une solution titrée de sulfate de bioxyde de cuivre; on s'assure de ce qui reste de ce sel au moyen d'une solution également titrée de ferrocyanure de potassium.

Toutes ces méthodes sont longues et difficiles, elles exigent une grande habitude des manipulations chimiques, et constituent par conséquent des procédés analytiques peu praticables. Le dosage volumétrique au moyen de l'iode, que Dupasquier a découvert en 1839, est au contraire une opération facile, rapide et à la portée de tous. C'est d'ailleurs le mode de dosage universellement adopté aujourd'hui dans la recherche du soufre des eaux sulfureuses, et c'est celui que je me propose d'étudier ici.

Je ne saurais mieux faire comprendre sur quel principe repose la sulfhydrométrie qu'en transcrivant les paroles du savant rapporteur, M. Pelouze, rendant compte à l'Institut de la nouvelle méthode d'analyse proposée par M. Dupasquier :

« Le nouveau procédé de M. Dupasquier diffère essentiellement de tous ceux qui ont été proposés jusqu'à ce jour, et par le principe sur lequel il est fondé, et par le mode même d'exécution.

» L'iode, que ce chimiste substitue aux dissolutions métalliques, est un réactif extrêmement sensible pour déceler la moindre trace de principe sulfureux, et il offre en même temps une méthode analytique aussi exacte que simple et rapide pour déterminer la proportion de ce principe dans les eaux minérales.

» L'iode en effet décompose avec facilité et d'une manière complète l'hydrogène sulfuré et les sulfures pour produire de l'acide hydriodique et un iodure métallique, tandis que le soufre, isolé de l'hydrogène ou du métal auquel il se trouvait combiné, se sépare et se précipite.

» Si donc il est possible de saisir bien nettement le terme où la décomposition du principe sulfureux est complète, il suffira, pour obtenir un résultat exact, de connaître la quantité d'iode employé, puisque un équivalent de cet élément en déplace un de soufre.

» On sait que ni l'acide hydriodique ni les iodures métalliques n'agissent sur l'amidon, tandis que l'iode, à l'état de liberté, quelque minime d'ailleurs que soit sa quantité, se reconnaît très-facilement au moyen de cette même substance qu'il colore en bleu.

» D'après cela, si l'on met en contact une dissolution alcoolique d'iode avec une eau sulfureuse à laquelle on a préalablement ajouté une petite quantité d'amidon, tant que l'iode n'aura pas entièrement décomposé le principe sulfureux, il n'en restera aucune portion libre et la couleur bleue n'apparaîtra pas, ou bien elle disparaîtra rapidement par l'agitation du liquide ; elle se montrera subitement au contraire et persistera, aussitôt que la dernière trace de composé sulfureux aura disparu. »

Telle est dans sa simplicité la méthode que Dupasquier a livrée aux chimistes et aux médecins.

Une liqueur normale (dissolution titrée d'iode dans l'alcool), une burette graduée, une cuvette en verre, un peu d'amidon et d'alcool composaient tout son laboratoire.

Quant au *modus operandi,* il est des plus simples et des plus commodes : selon la richesse de l'eau en sulfure on en puise rapidement, au moyen d'un vase jaugé, un quart ou un demi-litre qu'on verse avec précaution dans la capsule de verre ou de porcelaine. A cette eau on ajoute une demi-cuillerée d'une solution claire d'amidon préparée fraîchement. Puis remplissant jusqu'au trait supérieur le sulfhydromètre (burette graduée en dixièmes de centimètre cube) de la liqueur titrée d'iode, on fait tomber goutte à goutte de cette liqueur dans l'eau à essayer, en ayant soin d'agiter doucement jusqu'à ce que le liquide ait pris dans sa masse une teinte *bleu-clair* persistante. On lit sur la burette la quantité de liqueur employée, d'où l'on connaît l'iode absorbé, et, par un calcul peu compliqué, le soufre contenu dans l'eau minérale.

Dupasquier a construit une table indiquant la quantité de soufre et d'acide sulfhydrique correspondant à chaque degré (dixième de centimètre cube) de sa liqueur.

Voici quelle était la formule de sa teinture d'iode sulfhydromètrique :

Iode.	2 grammes
Alcool.	1 décilitre.

Comme toutes les découvertes nouvelles, la sulfhydromètrie présentait des inconvénients dont quelques-uns échappèrent à son inventeur. Dupasquier avait bien vu qu'après un certain temps sa teinture d'iode s'altérait, et ne pouvait plus servir à ses essais ; il avait corrigé, au moyen d'une table, les erreurs dues à la contraction ou à la dilatation de sa liqueur par les changements de température ; prévenu que la présence des sulfites et hyposulfites dans l'eau minérale pouvait fausser ses résultats, il avait remarqué de son côté qu'un alcali libre ou carbonaté, absorbant de l'iode, élevait le degré sulfométrique de cette même eau ; on lui avait signalé l'action probable de la glairine, et enfin on lui objectait que son procédé permettait tout au plus de déterminer la quantité générale de soufre combiné, et non celle de chacun des composés sulfureux qui peuvent se trouver réunis dans une eau minérale : Dupasquier avait levé toutes ces objections, et croyait à la sûreté de sa méthode. Mais le temps s'est chargé d'en faire voir les côtés faibles, et de nos jours encore, malgré sa supériorité incontestée sur tous les modes de dosage du soufre dissous, la sulfurométrie est loin de donner des résultats d'une exactitude incontestable, et laisse subsister quelques doutes dans l'esprit de ceux qui la mettent en pratique. Cependant, des attaques dont elle a été l'objet dans ces dernières années de la part de quelques chimistes éminents, certaines me paraissent peu fondées, et d'autres, je n'hésite pas à l'avouer, complètement imméritées. Et malgré tout ce qu'on a pu écrire contre ce procédé d'analyse, je le considère avec MM. Bunsen, Frésenius, Garrigou et bien d'autres, comme le plus sûr, le plus commode et le plus rapide.

Peu de temps après la découverte du professeur de Lyon, Fontan fit remarquer que sa méthode se trouvait en défaut lorsque l'eau analysée présentait une température élevée, de 60 à 70° par exemple. On pouvait, disait-il, commettre ainsi des erreurs de un cinquième en plus. Il fit ressortir de nouveau l'action des sulfites et des hyposulfites, et démontra leur présence dans les eaux sulfureuses bien plus fréquente que ne l'avait supposée Dupasquier. C'est alors qu'il conseilla d'amener en vase clos l'eau minérale à la température de 15° C, avant de procéder à l'essai sulfurométrique.

Plus tard M. Filhol mit en lumière l'action des substances à réaction alcaline contenues naturellement dans les eaux sulfureuses, et proposa de les séparer en ajoutant auparavant à l'eau à essayer quelques gouttes d'une solution de chlorure de baryum, sel qui n'absorbe pas d'iode. Pour obvier à la dilatation ou à la contraction trop sensibles de la liqueur alcoolique de Dupasquier, il la remplaça par une solution aqueuse d'iode obtenue au moyen de l'iodure de potassium, et il donna la formule qui suit :

Iode pur.	2 grammes
Iodure de potassium.	2 gr. 50 centigrammes
Eau distillée.	100 centimètres cubes.

Notons en passant que, dans son mémoire, Dupasquier avait déjà dit qu'on pouvait dissoudre l'iode dans l'eau au moyen de l'iodure potassique, et conseillé de neutraliser la réaction alcaline de l'eau minérale en y ajoutant de l'acide acétique, *juste ce qu'il en fallait pour que l'eau rougît faiblement le tournesol.*

Il est facile de calculer la part qui revient dans l'absorption de l'iode aux sulfites et hyposulfites réunis. Il est évident, en effet, que si sans attaquer ces derniers, on sépare les sulfures et les sels à réaction alcaline de l'eau minérale, le dégré sulfurométrique donné par l'eau ainsi traitée correspondra aux hyposulfites et sulfites seuls. Voilà pourquoi aujourd'hui l'on fait toujours un essai sur l'eau désulfurée par l'acétate de zinc ou le nitrate de cadmium, et puis filtrée. Par différence on calcule le soufre des hyposulfites. M. Garrigou croit cependant qu'il peut se former pendant la filtration de l'hyposulfite de zinc soluble dont l'action viendrait s'ajouter à celle des hyposulfites alcalins.

Le nom de M. Filhol est une autorité dans ce qui se rattache aux eaux sulfureuses. De concert avec le regretté

O. Reveil, ce chimiste a passé en revue les eaux des Pyrénées, et particulièrement celles que possède la station de Cauterets. Leurs analyses de ces dernières remontent à l'année 1860. Depuis, d'importantes modifications ont été apportées à la méthode sulfurométrique, modifications qui ont pour effet de rendre les dosages plus approchés, plus exacts, au moyen de solutions iodées plus étendues, et d'éviter autant que possible les causes d'erreurs dues à la facile altération des eaux sulfureuses par le contact de l'air.

Dans un mémoire posthume, présenté il y a environ trois ans à l'Académie des sciences, « *sur l'altération des Eaux sulfureuses de Bonnes au contact d'un air limité,* » L. Martin qui fut ingénieur des mines à Pau, a exposé avec détail les conditions les meilleures d'un bon essai sulfurométrique. Je reproduis tout au long les lignes consacrées à la description de son mode opératoire, parce que j'ai la conviction que c'est là la meilleure façon d'agir, du moins en ce qui concerne les Eaux de Cauterets, et que, à l'exemple de M. Garrigou, je n'en emploie plus d'autre.

« — J'ai recherché avec soin, écrivait L. Martin, quel était le titre qu'il convenait d'adopter dans mes expériences. J'ai trouvé que les meilleures conditions étaient réunies lorsque la liqueur normale contenait 2 dixièmes de milligramme d'iode par division de la burette et que l'on opérait sur un demi-litre d'eau sulfureuse.

La liqueur est préparée en dissolvant 2 grammes à 2 gr. 50 d'iodure de potassium dans 50 ou 60 centimètres cubes d'eau; après dissolution on ajoute 1 gramme d'iode qui se dissout rapidement à froid; puis on étend d'eau jusqu'à ce que le volume total soit de 500 centimètres cubes. (1)

La burette est, d'ailleurs, graduée en dixièmes de centimètres cubes.

Avec une liqueur plus concentrée on a naturellement une sensibilité moindre; avec une liqueur plus étendue, le moment de l'apparition du bleu permanent devient moins précis, et l'incertitude peut s'élever à deux ou trois divisions de la burette, dès lors l'approximation reste la même. Quant au volume de la liqueur essayée, il importe de ne pas le prendre trop faible, parce que l'erreur de jaugeage devient relativement plus importante, ainsi que l'erreur de lecture; mais lorsque ce volume est supérieur à un demi-litre, j'ai observé que la durée plus longue de l'opération amenait une légère cause d'erreur, par suite de l'action de l'air sur le liquide en expérience.

Pour obtenir la liqueur titrée avec une grande exactitude j'ai recours à un moyen détourné. La pesée de l'iode est difficile à cause de sa volatilité et de son action rapide sur le papier et sur les métaux. De plus, l'iodure de potassium contient fréquemment un peu de potasse libre qui affaiblit le titre de la liqueur en absorbant de l'iode. Je me borne toujours à peser approximativement *un* gramme d'iode, et après avoir préparé la liqueur normale, je me sers, pour en déterminer le titre exact, d'une dissolution d'hyposulfite de soude bien cristallisé et bien pur ($Na\ O.\ S^2\ O^2 + 5\ H\ O$). 2 équivalents d'hyposulfite absorbent 1 éq[t] d'iode. Je dirige d'ailleurs l'essai de

(1) Comme dans tous mes essais je ramène l'eau sulfureuse à la température de 20°, je crois bien faire en préparant aussi ma liqueur iodée à 20° — (Note de l'auteur).

manière à y employer 300 à 400 divisions de la burette de sorte que l'erreur de lecture soit annulée.

La liqueur normale ainsi préparée peut se conserver des mois entiers, dans des flacons bien bouchés, sans que le titre en soit altéré. Néanmoins j'ai toujours eu le soin de vérifier le titre des liqueurs, toutes les fois que je m'en suis servi, qu'elles fussent ou non récemment préparées.

Avec un peu d'habitude, on arrive très bien à avoir des essais concordant à une division près; du reste j'ai répété au moins une fois chaque essai, et je n'ai admis comme exacts que ceux dans lesquels les deux épreuves s'accordaient à une division près.

Lorsqu'on opère sur du monosulfure de sodium, on arrive à une approximation très-grande. L'erreur étant au plus de 0,0002 sur l'iode, est au plus de 0^{gr},00025, ou 1/40e de milligramme sur le soufre, puisque l'équivalent du soufre est à peu près 8 fois moindre. Comme on opère sur 1/2 litre, l'erreur par litre est inférieure au demi-dixième de milligramme. J'ai donc pu considérer comme exact le chiffre des dixièmes de milligramme, tout en indiquant, quand il y avait lieu, les demi-dixièmes. Je n'insisterai pas d'ailleurs sur toutes les précautions à prendre pour l'essai en lui-même. Opérer rapidement, éviter le barbottement de l'air dans l'eau pendant le jaugeage, opérer toujours à la même température, et en général dans des conditions constamment identiques. »....

L. Martin a fait assez ressortir en quelques lignes les avantages qu'il trouvait à user d'une liqueur normale étendue, et à opérer seulement sur 1/2 litre d'eau sulfureuse, avantages réels que ses essais présentent sur ceux de MM. O. Reveil et Filhol. Son mémoire a été l'objet d'une polémique assez vive entre M. Filhol et M. Garrigou. Ce dernier, dont personne aujourd'hui n'oserait contester la compétence en matière d'hydrologie, a chaudement défendu les vues de son ami, enlevé trop prématurément à ses travaux : les résultats obtenus par feu L. Martin restent acquis à la science.

Mes opérations sur les eaux de Cauterets ont été conduites en suivant strictement les recommandations de L. Martin. J'avais soin de vérifier souvent le titre de mes liqueurs, je préparais ma solution d'amidon le jour de mes essais, et j'avais de plus recours à des précautions spéciales sur lesquelles je crois devoir insister dans les lignes qui suivent.

Au lieu du sulfuromètre droit de Dupasquier dont il faut boucher l'orifice avec le doigt pour régler l'écoulement du liquide, au lieu même du sulfuromètre courbé en U et gradué sur les deux branches, je me sers d'une burette à robinet en verre, graduée en dixièmes de centimètres cubes, et préférable, dans le cas qui nous occupe, à la burette de Mohr terminée par un ajutage en caoutchouc. Cette burette est fixée à un support ; la cuvette renfermant l'eau minérale étant placée au-dessous d'elle, d'une main je fais tourner le robinet, et de l'autre j'agite le liquide pour opérer le mélange et faciliter la réaction. J'ai toujours soin de faire affleurer le bec de la burette au niveau de l'eau sulfureuse, afin d'éviter toute évaporation d'iode. La burette étant placée verticalement, la lecture est aussi facile et aussi exacte que possible.

En 1869, M. le Dr Garrigou a présenté à la Société d'hydrologie médicale de Paris une note relative à une modification apportée par lui au sulfhydromètre. C'est plutôt un nouvel instrument, fort ingénieux mais un peu compliqué, que l'auteur de la note a décrit ; ce sulfhydromètre permet d'opérer en vase clos à peu près complètement à l'abri du contact de l'air; on évite ainsi les déperditions d'acide sulfhydrique libre et l'oxydation des produits sulfurés pendant la durée de l'opération. Ce procédé, très-délicat, offre des avantages quand on analyse des eaux contenant de l'acide sulfhydrique libre, ce qui, on le sait, n'est point le cas des eaux de Cauterets. En opérant rapidement, avec les précautions qui ont pour but d'empêcher le renouvellement du contact de l'air, on peut, je crois, arriver à des résultats d'une exactitude à peu près absolue. Aussi n'ai-je pas cru devoir adopter pour mes essais l'appareil de M. Garrigou, et m'en suis-je tenu à celui que je viens de décrire.

Je fais mes essais sulfurométriques sur l'eau ramenée à $+20°$ à l'abri de l'air. Pour cela, je prends trois flacons de la contenance de 500 grammes environ. Le premier ne renfermera que de l'eau sulfureuse naturelle ; le second de l'eau traitée par le chlorure de baryum, et le troisième de l'eau désulfurée par le nitrate de cadmium ou par l'acétate de zinc.

A chacun des flacons s'adapte un bouchon de caoutchouc traversé par un petit tube en verre à robinet; je dois ajouter que les robinets en verre étant très fragiles, je les remplace quelquefois par des tubes à robinets en cuivre ; j'ai constaté que ce métal ayant peu de contact avec l'eau n'agissait point sur elle dans le peu de temps qu'il y restait plongé, et n'altérait en rien le degré sulfurométrique.

Dans le premier de ces flacons j'introduis un petit thermomètre à alcool, gradué sur tige, et dont la boule et le sommet sont garantis de toute brisure par des rondelles de liège. C'est le thermomètre avertisseur qui indique à quel moment l'eau sulfureuse a atteint la température de + 20° C. Je lave le flacon à plusieurs reprises avec l'eau minérale, puis je le remplis complètement en m'assurant qu'il ne reste aucune bulle de gaz interposée. Ceci fait, j'enfonce perpendiculairement dans le goulot le bouchon muni du tube dont le robinet est ouvert: l'eau en excès s'échappe à travers le tube; dès que le bouchon est assez fortement comprimé, je ferme le robinet, et l'eau se trouvant ainsi absolument séparée de l'extérieur, je plonge le flacon, le goulot en bas, dans un baquet d'eau froide.

J'agis de la même manière pour le deuxième flacon dans lequel j'ai versé, après lavage, deux grammes environ de solution de chlorure de baryum, et pour le troisième auquel j'ai ajouté deux cc. de solution de nitrate de cadmium avant de le remplir.

Ce système de bouchage a des avantages sérieux : 1° il met à l'abri de tout accident par suite de brisure, en évitant la trop forte compression de l'eau dans une bouteille dont le verre ne résiste pas toujours : j'ai été victime d'un accident de ce genre; 2° il donne une fermeture hermétique, comme il est facile de le constater après refroidissement : l'eau en se contractant a laissé un vide dans le flacon; si l'on ouvre le robinet ou que l'on enlève le bouchon, on entend l'air rentrer avec bruit dans la bouteille.

Pendant que l'eau se refroidit, j'agite de temps en temps les flacons pour régulariser la température intérieure. Aussitôt que le thermomètre indicateur marque $+20°$, je fais l'essai sulfurométrique *sur un demi-litre* de l'eau du premier flacon, puis sur le même volume de l'eau des deux autres, dans l'ordre où ils ont été remplis. Pour les deux derniers essais, au lieu de mesurer exactement 500 cc. de l'eau à analyser, je tiens compte des 2 cc. de solution qui ont été ajoutés, et je jauge 2 cc. en plus.

Il n'est besoin de filtrer que l'eau désulfurée, pour séparer le sulfure insoluble, et faire évaporer l'acide sulfhydrique libre qu'elle pourrait encore contenir en solution.

Il est indifférent de verser la solution d'amidon dans le vase à expérience avant ou après l'eau à essayer; mais je ne crois pas insignifiant d'en employer des quantités trop différentes; j'en ajoute toujours le même volume, *5 c. cubes*, que je mesure avec une petite éprouvette *ad hoc*.

Inutile d'ajouter que dans l'opération même du dosage je m'entoure de toutes les précautions recommandées.

Il n'y a plus qu'à compter les degrés de liqueur employés. Ici se place une observation qui a, je crois, son importance : la liqueur normale dont je me sers étant très étendue, il est nécessaire d'en employer une certaine quantité pour donner à un demi-litre d'eau pure la teinte *bleu-clair* qui marque le terme de l'opération. De grand nombre d'essais répétés sur de l'eau distillée ou de l'eau de fontaine additionnée de 5 cc. de solution d'amidon, j'ai conclu que un demi-litre exige 5 divisions de la burette, c'est-à-dire 5 dixièmes de centimètre cube de la liqueur iodée, pour se colorer en bleu-clair persistant. Il faut donc tenir compte de cet excès de liqueur employée dans chaque essai, et diminuer de 5 le nombre réel de degrés obtenus dans chaque épreuve. L'omission de cette correction serait surtout sensible dans l'essai relatif aux hyposulfites, et pourrait faire accuser la présence de ces produits d'oxydation des sulfures dans des eaux non altérées qui en renferment à peine des traces, telles par exemple que celles des griffons bien captés et parfaitement clos. Je ferai remarquer d'ailleurs que cette correction ne modifie en rien *le degré réel* de la sulfuration de l'eau, degré obtenu en retranchant celui correspondant à l'eau désulfurée de celui que donne l'eau traitée par le chlorure de baryum seulement.

Dans leurs analyses sulfurométriques des Eaux de Cauterets, O. Reveil et Filhol désulfuraient l'eau minérale au moyen de l'acétate de zinc et du chlorure de baryum réunis. L'addition de ce dernier est inutile, l'acétate de zinc précipitant complètement les carbonates et silicates alcalins en même temps que les sulfures. Le nitrate de cadmium est le sel que je préfère pour opérer une désulfuration complète : du reste l'important est de n'employer jamais que des réactifs fort purs.

On a dit que par le refroidissement du liquide, la teinte bleue due à l'iodure d'amidon s'accentuait davantage. J'avoue n'avoir jamais observé ce fait ; j'ai toujours constaté au contraire qu'au bout d'un certain temps cette teinte s'affaiblissait et finissait par disparaître, même lorsque en versant de la liqueur iodée en excès on avait donné au liquide une couleur très-foncée. La matière organique tenue en solution dans l'eau minérale n'aurait-elle pas sa part d'action dans la production de ce phénomène ? —

Je résume en quelques mots la suite des opérations que comporte une analyse sulfurométrique complète, telle que je l'exécute d'habitude. — Je remplis d'eau sulfureuse, comme je l'ai déjà fait voir, les trois flacons de 500 grammes pour les trois essais, et je les mets à refroidir. Pendant ce temps je garnis la burette à robinet de liqueur iodée jusqu'au trait supérieur marqué O, et je la fixe à son support. Je place au-dessous la capsule en porcelaine, ou, sur une feuille de papier blanc, la cuvette en verre, dans laquelle je verse exactement 5^{cc} de solution amidonnée. Quand la température de l'eau du premier flacon est descendue à + 20°, je jauge un demi-litre, et le verse prudemment dans la cuvette. Ouvrant alors le robinet du sulfuromètre, je fais couler la liqueur iodée en un mince filet d'abord, et vers la fin de l'expérience goutte à goutte : en même temps j'agite doucement le liquide. Aussitôt que la teinte bleu-clair se répand dans toute la masse et persiste quelques secondes, je ferme le robinet. Après un instant je lis le nombre de dixièmes de centimètres cubes employés et je le note. Ce premier essai sur l'eau sulfureuse naturelle n'est pas indispensable : il n'est même pas très-utile.

Je procède ensuite à la filtration de l'eau traitée par le nitrate de cadmium, laquelle tient en suspension le sulfure jaune formé. Ce dernier sel, de même que le sulfure de zinc récemment précipité, agirait en absorbant de l'iode. M. Garrigou nie l'action absorbante du sulfure de zinc frais ; il attribue l'absorption de l'iode qui se produit dans l'eau désulfurée *non filtrée*, à l'acide sulfhydrique libre resté en solution. Quoi qu'il en soit, le sulfure insoluble pouvant nuire par sa présence et sa coloration propre à la netteté de la teinte bleu-clair qui marque la fin de l'opération, il est indispensable de filtrer l'eau désulfurée avant d'en relever le titre.

Dans le temps que dure la filtration, je fais le deuxième essai sur l'eau traitée par le chlorure de baryum, et simplement décantée. Enfin je termine par le troisième essai sur l'eau désulfurée filtrée.

L'épreuve sur l'eau traitée par le chlorure de baryum donne le degré de *sulfuration brute*, c'est-à-dire celui des sulfures et hyposulfites réunis. Le degré correspondant aux sulfures seuls, ou *degré réel* de sulfuration, est donné par la différence entre le troisième et le second essai.

On peut voir par l'exposé qui précède que l'analyse sulfurométrique ne présente pas de grandes difficultés ; la main la moins exercée à ces sortes d'opérations peut en aborder la pratique. L'appareil nécessaire n'est pas bien considérable ; une boîte à sulfurométrie comprend :

Une burette graduée et son support ;

Une cuvette en verre ou en porcelaine ;

Quelques agitateurs en verre.

Un flacon de 300 à 400 grammes de liqueur normale ;

Un flacon de solution d'amidon filtrée ;

id. id. de chlorure de baryum ;

id. id. de nitrate de cadmium ou d'acetate de zinc ;

Un vase jaugé à 250 ou 500 centimètres cubes ;

Un entonnoir en verre et quelques papiers à filtrer ;

Et enfin l'appareil à refroidir l'eau, qui peut à la rigueur, mais jamais avec avantage, être remplacé par une bouteille épaisse munie d'un bon bouchon.

Avec une boîte ainsi composée et qui ne constitue pas un bagage fort lourd, on peut seul et sans aide procéder sur les lieux même au dosage sulfurométrique d'une source minérale quelconque. La sensibilité de la liqueur normale rend les résultats d'une exactitude beaucoup plus absolue, et enfin avec un peu d'habitude on arrive à opérer rapidement et à pouvoir, dans l'espace de quelques heures, relever le titre de plusieurs sources, même éloignées les unes des autres.

Le nombre des degrés de liqueur iodée employés dans chaque dosage indique uniquement la quantité d'iode absorbée par les principes sulfureux contenus dans l'eau mise en expérience. Il reste maintenant à calculer la quantité de chacun de ces principes auxquels correspond l'iode absorbé. (1)

Dupasquier avait construit une table indiquant le poids de soufre et d'acide sulfhydrique correspondant aux divers degrés de sa teinture alcoolique. Il la faisait suivre dans son Mémoire d'une seconde table pour la correction des différences produites par la dilatation ou la contraction de la teinture d'iode sous l'influence des variations de température. Avec la solution aqueuse d'iode, surtout avec une liqueur étendue, cette dernière correction devient inutile, d'autant plus que les essais se font presque toujours

(1) La chimie est aujourd'hui en possession d'un réactif très sensible qui permet de reconnaître immédiatement à quel principe sulfuré telle ou telle eau doit sa sulfuration : je veux parler du réactif de Playfair, ou nitro-prussiate de soude, employé comme l'a indiqué M. Béchamps. Ce point touche de beaucoup plus près à la question de la *nature* des eaux sulfureuses qu'à celle du dosage même de leur principe sulfuré : j'en dirai quelques mots plus loin en rendant compte de mes essais sur les Eaux de Cauterets. Je me réserve de traiter ailleurs avec plus de détails la question de la *nature* de nos Eaux.

à une température ambiante de + 15 à + 20°, température à laquelle on ramène aussi l'eau minérale.

Il serait facile de construire une table pour chaque liqueur sulfurométrique : le calcul se réduirait ainsi à une simple addition des divers poids de soufre indiqués. Ce soufre serait ensuite converti, au moyen des équivalents, en sulfure sodique ou calcique, en hydrogène sulfuré, ou en sulfhydrate de sulfure, selon que l'on suppose la présence de tel ou tel de ces principes dans l'eau. Mieux vaut, ce semble, chercher une fois pour toutes, par une simple règle de proportion, le poids de chacun de ces principes sulfurés correspondant à un degré de la solution iodée qu'on adopte pour ses expériences.

Je prends pour exemple la liqueur de L. Martin dont je me suis servi dans mes essais.

Cette liqueur renfermant 2 grammes d'iode par litre, contient deux dixièmes de milligrammes d'iode (0 gr. 0002) par division de la burette, ou degré, c'est-à-dire par dixième de centimètres cubes.

L'équivalent de l'iode est 127 et celui du soufre, 16. (*Chimie médicale de Wurtz*). Pour trouver le poids de *soufre* représenté par ces 0 gr. 0002 d'iode, il suffit de poser la proportion suivante :

$$127 : 16 : : 0.0002 : x$$

$$x\text{, représentant le soufre cherché} = \frac{0.0002 \times 16}{127}$$

Et après calcul, $x = 0.0000252$.

Chaque degré de la liqueur normale de L. Martin équivaut donc à 0 *gr.* 0000252 *de soufre*. Il suffira de multiplier par ce dernier chiffre le nombre de degrés obtenus dans l'essai pour connaître le poids de soufre contenu dans la quantité d'eau mise en expérience; il est facile ensuite de savoir le poids contenu dans un litre de cette même eau.

Veut-on chercher le poids *d'hydrogène sulfuré* dont l'équivalent est 17. On formera la même équation :

$$127 : 17 : : 0.0002 : x$$

D'où $x = \frac{0.0002 \times 17}{127}$, c'est-à-dire, $x = 0.0000267$

exprimant le poids d'acide sulfhydrique pour un degré, valeur qui multipliée par le nombre de degrés obtenus donnera le poids total de l'acide.

S'agit-il de connaître le poids correspondant en *sulfure de sodium* qui a pour équivalent 39, posons l'équation :

$$127 : 39 : : 0.0002 : x,$$

Et nous verrons que un degré de la solution équivaut à $x = 0.0000614$, nombre par lequel il faudra multiplier les degrés obtenus pour avoir la quantité pondérable de sulfure de sodium qui leur correspond.

Pour trouver la valeur correspondante en *sulfure de calcium* dont l'équivalent est 36, nous mettrons :

$$127 : 36 : : 0.0002 : x,$$

d'où $x = 0.0000566$.

Ce qui donne 0.0000566 de sulfure de calcium pour un degré de liqueur iodée de L. Martin.

La valeur en *sulfhydrate de sulfure de sodium* sel que renferment certaines eaux de Luchon, sera donnée par la proportion :

$$127 : 56 : : 0,0002 : x,$$

d'où $x = 0.0000886$

représentant le poids de ce principe équivalent à un degré de liqueur.

Le calcul du poids de *l'hyposulfite de soude* (en supposant dans l'eau sous cette forme seule la totalité des produits d'oxydation des sulfures), peut se faire de la même façon, en observant toutefois que 1 équivalent d'iode absorbant 2 équivalents d'hyposulfite, il faut doubler ce dernier équivalent dans la proportion posée. L'hyposulfite de soude pur et cristallisé renferme 5 équivalents d'eau : il a pour formule ($NaO, S^2O^2 + 5HO$), et pour équivalent 124, dont le double est 248. Nous aurons donc :

$$127 : 248 :: 0.0002 : x,$$

d'où $x = 0.00039$,

valeur par laquelle on devra multiplier le nombre de degrés correspondant à l'hyposulfite, pour savoir quel poids total de ce dernier se trouve contenu dans l'eau analysée.

Somme toute, étant connu le poids de chaque principe sulfuré représenté par un degré de la liqueur L. Martin, (à 2 gr. d'iode pour 1.000,) les calculs se résument en une simple multiplication des degrés obtenus dans l'opération par les coefficients suivants :

Pour le soufre.	$0^{gr}.0000252$
— Acide sulfhydrique . . .	0. 0000267
— Sulfure de calcium . . .	0. 0000566
— Sulfure de sodium. . . .	0. 0000614
— Sulfhydrate de sulfure de sodium	0. 0000886
— Hyposulfite de soude. .	0. 0003900

Pour toute solution sulfurométrique, on peut arriver par un calcul analogue, à connaître le coefficient de chaque principe sulfuré correspondant à un degré. Ces chiffres connus, il est bon de convertir de suite le titre sulfurométrique de l'eau analysée en quantité pondérable du principe qui la minéralise : c'est la seule façon de donner une notion exacte de la sulfuration de l'eau, et cela vaut mieux que d'indiquer simplement son degré sulfurométrique, la valeur de celui-ci pouvant varier avec chaque expérimentateur.

DEUXIÈME PARTIE

—

APPLICATIONS

DE LA SULFUROMÉTRIE

AUX SOURCES

DE CAUTERETS

Cauterets possède au moins vingt-quatre sources minérales, toutes sulfureuses à l'exception de celle de Rieumiset, et appartenant, les unes à des particuliers, les autres, formant la majeure part, à la Vallée de St-Savin.

Ce qu'on appelle la Vallée de St-Savin est la réunion de sept communes (St-Savin, Cauterets, Nestalas, Soulom, Adast, Laü-Balagnas et Uz,) propriétaires par indivis des sources et Thermes de César, les Espagnols, Pause-Vieux, Sulfureuse-Nouvelle, les Œufs, le Bois, Mauhourat, les Yeux et la Raillère. Un syndicat régit les affaires de la Vallée. Les sept communes qui la composent formaient le domaine de l'abbaye de St-Savin, à laquelle Charlemagne, et après lui les comtes de Bigorre avaient cédé la propriété des eaux minérales et du val de Cauterets. La Vallée de St-Savin a hérité de ces droits, et par un hasard bizarre, tandis que chacune des communes de la plaine est demeurée maîtresse absolue sur son territoire, celle de Cauterets seule est devenue la propriété de toutes : pâturages, bois et sources appartiennent à la Vallée de St-Savin. Si j'insiste à dessein sur ces particularités, c'est pour faire comprendre comment Cauterets, qui paraît très-riche au premier abord, ne se trouve avoir que des ressources minimes à consacrer à l'agrément des étrangers.

Les sources de Cauterets fournissent en 24 heures un débit total qui dépasse le volume de un million et demi de litres (1.500.000 litres); cette énorme quantité d'eau sulfureuse alimente neuf établissements installés avec tout le confort désirable.

Ces sources jaillissent sur le flanc de trois montagnes séparées : c'est ce qui les a fait diviser en trois groupes.

Le premier groupe, ou Groupe de l'Est, est réuni sur la montagne du pic des Bains, et comprend les sources : « César, les Espagnols, Pause-Vieux, la Sulfureuse-Nouvelle, le Rocher, et Rieumiset. »

Le deuxième, situé tout-à-fait au Sud, et à une assez grande distance de Cauterets, jaillit au pied du Tuc de Hourmigas. Il est formé par les sources, « du

Bois, de Mauhourat, des Yeux, des Œufs, du Pré et du Petit-St-Sauveur. »

On a constitué un troisième groupe, sous le nom de Groupe de l'Ouest, des trois sources de la Raillère, captées au bas de la montagne de Péguère. Ces sources sont au sud de la ville, et très-voisines des précédentes : je ne m'explique pas la nécessité d'en faire un groupe à part.

Les sources de Cauterets sourdent toutes du terrain primitif, granitique ou schisteux, mélangé de calcaires et de roches métamorphiques.

Elles sont limpides, incolores, douces et onctueuses au toucher. Elles ne blanchissent pas à l'air.

Leur température varie de + 15° à 56° C.; leur saveur et leur odeur sont franchement sulfureuses.

Leur densité, à peine supérieure à celle de l'eau distillée, ne dépasse pas 1,002.

Aucune de ces eaux ne marque plus de 1° hydrotimétrique, sauf celle de Rieumiset, sur laquelle j'aurai à revenir, et que dès à présent je classe complètement à part, comme d'ailleurs O. Reveil l'avait déjà fait.

Elles laissent dégager des bulles de gaz azote, et fort peu d'acide sulfhydrique.

Elles dégagent toutes de l'électricité, et agissent sur l'aiguille du galvanomètre à des degrés divers.

Toutes les eaux de Cauterets sont alcalines. Cette alcalinité est due à la fois au principe sulfuré qui possède une réaction alcaline, et aux carbonates et silicates qui agissent de la même manière sur le papier de tournesol.

Par leurs nombreuses analyses, MM. Filhol et Reveil

ont constaté la présence, dans les eaux de Cauterets, des acides et des bases suivantes :

Acides :	sulfhydrique	*Bases :*	soude
—	chlorhydrique	—	potasse
—	sulfurique	—	magnésie
—	silicique	—	chaux
—	phosphorique	—	oxydes de fer
—	borique		
—	iodhydrique		
—	fluorhydrique		
et	carbonique.		

De plus, Reveil a retrouvé de l'arsenic dans les dépôts de glairine de la source des Œufs. Enfin, le Dr Garrigou, au cours de recherches récentes sur les eaux des Pyrénées, a reconnu, d'une manière incontestable, dans certaines sources de Cauterets, les éléments suivants,

Lithine	Cuivre.
Alumine	Arsenic.
Fer	Antimoine.
Manganèse	—

La lithine avait été déjà dosée dans l'eau de Mauhourat par les docteurs H. et L. Byasson.

Dans son important ouvrage *sur les Eaux Minérales des Pyrénées,* M. Filhol a publié des observations intéressantes sur les variations de température et de sulfuration de nos sources minérales. J'ai constaté souvent, dans le cours de mes opérations sur les Eaux de Cauterets, l'exactitude des faits annoncés par le professeur de Toulouse.

« 1° Le degré sulfurométrique de chaque source n'est pas constant ; l'étendue des oscillations que présente la richesse de l'eau varie avec chaque source ; elle est considérable pour quelques-unes d'entre elles ;

2° Les variations accusées par le sulfuromètre semblent se lier, en général, d'une manière assez nette, à celles du baromètre, de telle sorte que la richesse des sources croît quand le baromètre monte régulièrement pendant plusieurs jours, et décroît quand il descend ;

3° La sulfuration des sources paraît varier avec les saisons, et les sources semblent être plus sulfureuses dans les temps froids que dans les temps chauds : (cette règle souffre cependant des exceptions) ;

4° La richesse de certaines sources éprouve des changements notables à l'époque des grandes fontes de neige, ou lorsque le niveau de l'eau froide est plus élevé que de coutume. L'abondance des eaux froides et l'élévation de leur niveau dans les galeries des eaux minérales amènent des résultats de trois ordres :

1° Augmentation considérable du volume de l'eau minérale, abaissement simultané de la température et du degré sulfurométrique ;

2° Augmentation du volume de l'eau minérale, très léger abaissement de température, très-grand abaissement du degré sulfurométrique ;

3° Augmentation du volume de l'eau minérale sans que celle-ci ait perdu en température et en sulfuration.

Un abaissement énorme dans le titre sulfurométrique peut correspondre à une perte de chaleur peu considérable. De même une élévation de température très-légère est souvent suivie d'une augmentation notable dans la richesse en élément sulfureux.

L'abaissement de température ne correspond pas toujours à un abaissement de titre ; l'élévation de température se lie le plus souvent à une grande richesse en principe sulfureux. »

J'ai constaté néanmoins, correspondant à une augmentation de température, et malgré cette augmentation, un abaissement très-sensible du titre sulfurométrique. (Mauhourat, 11 août 1875). J'ajoute enfin que bien d'autres causes que les variations de l'atmosphère peuvent influencer en sens opposés la température ou la sulfuration des eaux minérales, même pour des sources très-voisines.

D'accord avec M. Filhol sur les faits précédents, établis par lui, je ne saurais partager son opinion trop exclusive sur la nature des principes sulfurés qui minéralisent nos eaux. Sans affirmer aujourd'hui que telle ou telle de nos sources de Cauterets doit sa sulfuration plutôt au monosulfure de sodium qu'au sulfhydrate de sulfure ou à l'acide sulfhydrique libre, je me range volontiers du côté de M. le Dr Garrigou qui admet plusieurs divisions parmi les eaux sulfureuses, selon le principe sulfuré dominant dans chacune. J'ai déjà dit que j'aurai l'occasion de revenir sur cette question dans un autre travail.

Je passe à la description des sources de Cauterets, et à la relation des résultats obtenus dans mes essais sur chacune d'elles. Si je convertis les degrés sulfurométriques en monosulfure, c'est plutôt pour me conformer à l'opinion encore généralement admise, et non pour traduire mes idées personnelles à ce sujet. Il serait d'ailleurs facile, au moyen des coefficients dont j'ai donné le tableau à la fin de la première partie de cette étude, de convertir le titre sulfurométrique de chaque source en la quantité correspondante d'un quelconque des principes sulfurés qui peuvent exister dans l'eau minérale.

§ I. — Groupe de l'Est.

Ce groupe comprend les sources de César, les Espagnols, Pause-Vieux, Sulfureuse-Nouvelle, le Rocher et Rieumiset, toutes captées sur le flanc de la montagne de Peyraüte, ou pic des Bains.

A. — SOURCE DE CÉSAR.

La source de César formée de trois filets réunis en un seul griffon, est captée au fond d'une galerie creusée dans le roc, au pied du bois des Bains, à environ 130 mètres d'altitude au dessus de Cauterets. Le captage est fait dans les conditions les meilleures, et le griffon recouvert de maçonnerie cimentée qui met l'eau minérale à l'abri de toute atteinte de l'extérieur.

Cette source alimente : la buvette du Vieux-César, l'Établissement de Pause-Nouveau, et la partie Nord des Thermes situés sur la place de ce nom.

Le griffon étant hermétiquement clos, et par suite inaccessible, je n'ai pas fait d'analyse en ce point. Sachant que la conduite d'amenée était parfaitement exécutée dans l'intérieur des fouilles, j'ai pensé que l'eau qui arrive au premier regard à l'entrée de la galerie, sans avoir subi le contact de l'air, pouvait être considérée comme aussi pure qu'au point de captage.

Voici les chiffres que j'ai relevés sur l'eau de César puisée en cet endroit (1) :

(1) Les chiffres que je donne pour chaque essai se rapportent tous à un litre d'eau minérale, et sont obtenus après toutes les corrections dont j'ai parlé plus haut. (Voir première partie).

Essai brut pour 1000 cc. d'eau ramenée à + 20°	.	396
— après action du chlorure de baryum, à + 20		378
— après action du nitrate de cadmium à + 20.		2
Degré réel	. . . .	376

Ce degré correspond à 0gr 00947 de soufre, ou 0gr 0231 de sulfure de sodium.

La température de l'eau à ce regard était, par un jour de pluie, de 47° 8. A quelques mètres plus loin, au robinet de puisement ou buvette du Vieux-César, la température avait baissé de 0° 7, et atteignait 47° 1. Mais, comme autrefois O. Réveil, j'ai trouvé que la sulfuration n'était point changée ; les chiffres ci-dessus représentent exactement les résultats obtenus à la buvette de César-Vieux.

La buvette d'en haut dont parle O. Réveil, et qui jaillissait dans le pavillon vitré situé au-dessus de Pause-Vieux, n'existe plus.

Dans l'Établissement de Pause-Nouveau, la source de César dessert douze baignoires et une buvette. L'eau de la buvette arrive directement du griffon, tandis que celle des bains séjourne dans les réservoirs.

A la buvette de Pause-Nouveau, j'ai obtenu les résultats suivants :

T = 45° 5.

Essai brut pour 1000 cc. d'eau à + 20°	. . .	368
— après action du chlorure de baryum	. .	350
— après action du nitrate de cadmium	. .	6
Degré réel	. . . .	344

correspondant à 0.00867 de soufre, ou à 0.0211 de sulfure de sodium.

On voit que dans ce trajet de quelques mètres la perte de sulfuration de l'eau de César est déjà sensible.

Cette perte est encore plus considérable pour l'eau des bains. L'établissement de Pause-Nouveau, délabré et destiné à être reconstruit, est assez peu fréquenté. L'eau sulfureuse séjourne longtemps dans les réservoirs mal fermés, et y subit une altération notable. Dans deux essais faits à deux jours différents, j'ai trouvé au cabinet de bains n° 1, le plus rapproché du bassin, la sulfuration de l'eau représentée par 0gr 0111, et 0gr 0093 de sulfure de sodium par litre. La température variait de 43° 7 à 42° 5.

Aux thermes de César, la source de ce nom alimente une élégante buvette, dix cabinets de bains, dont cinq avec douches paraboliques, un appareil complet de grandes douches avec mélangeur, et une salle de bains de jambes, le tout formant l'aile nord de l'Établissement. Elle dessert aussi les deux salles de pulvérisation où sont installés les appareils de M. Salles-Girons, manœuvrant par la seule pression de l'eau, qui est énorme. L'eau de la buvette et celle des appareils pulvérisateurs descendent directement du griffon, chacune par un tuyau distinct. Les réservoirs des douches se trouvent sous les combles, et fournissent l'eau aux bains de jambes et aux douches, donnant à celles-ci une pression de 12 mètres environ. Le bassin d'eau chaude pour les bains est situé au centre de l'Etablissement, derrière la buvette, sous la salle d'inhalation, à côté du réservoir de la source des Espagnols, dont il est complètement séparé par un mur médian. Les bassins d'eau froide règnent à l'extérieur, tout autour de l'Etablissement.

L'eau de César, prise à la buvette des Thermes, a présenté, au 5 octobre 1874 :

Essai	brut pour 1000 cc. à + 20°	310
—	après chlorure de baryum.	280
—	après nitrate de cadmium. .	18
	Degré réel.	262

représentant 0,00635 de soufre et 0,0161 de sulfure sodique.

La même eau, prise dans la salle de pulvérisation à l'appareil le plus rapproché du tuyau de descente, a donné le même jour :

Essai	brut à 20° +.	312
—	après chlorure de baryum .	284
—	après nitrate de cadmium .	18
	Degré réel.	266

équivalent à 0,0067 de soufre et 0,0164 de sulfure.

J'ai voulu relever le titre sulfurométrique de l'eau de César, après qu'elle a été soumise à la pulvérisation, et voici ce que j'ai constaté :

Le 30 septembre 1874, au robinet de l'appareil, l'eau sulfureuse avait une température de 41° C. Cette eau étant pulvérisée *à la palette*, ne marquait plus en s'écoulant du vase sur lequel elle se condensait que 33° C. : elle avait subi une perte de température de 8°. Essayée au sulfuromètre, à la température de 30°, elle a donné :

Essai	brut à + 30°	274
—	après chlorure de baryum.	256
—	après nitrate de cadmium .	30
	Degré réel.	226

représentant 0,0140 de sulfure de sodium par litre.

La même eau, avant la pulvérisation, puisée à l'état naturel au même robinet, et ramenée à l'abri de l'air à la même température de + 30° C., a présenté :

Essai	brut à + 30°	330
—	après chlorure de baryum à + 30.	292
—	après nitrate de cadnium à + 30 .	24
	Degré réel.	268

égal à 0,0166 de sulfure de sodium par litre. L'eau de César a donc subi, par la pulvérisation à la palette, une perte de 0,0026 de sulfure par litre, soit en sulfuration 15 0/0. Si l'on ne considère que la quantité d'iode absorbé par les principes sulfurés, c'est-à-dire le degré de sulfuration brute donné par l'essai après action du chlorure de baryum, comme cela a eu lieu dans les expériences faites à l'aide de l'hydrofère par la société d'hydrologie médicale de Paris, la perte en sulfuration *brute,* se réduit à 12 0/0. Je ferai d'ailleurs remarquer que les conditions dans lesquelles je me suis placé pour ces essais étaient de nature à favoriser singulièrement l'altération de l'eau : les pertes accusées sont donc plus considérables que les pertes réelles. L'eau pulvérisée était recueillie dans une capsule d'où elle s'écoulait ensuite dans un flacon de 500 grammes ; et ce n'était que lorsque le flacon était plein d'eau que je relevais le titre sulfurométrique à la température actuelle. J'ai renouvelé récemment ces expériences en suivant une marche différente , renversée si je puis dire, telle que l'avait adoptée la commission de la Société d'hydrologie de Paris. J'ai calculé concurremment quelle quantité d'eau naturelle , et quelle quantité d'eau pulvérisée , était nécessaire pour décomposer exactement un poids déterminé d'iodure d'amidon.

Dans un flacon de demi-litre en verre blanc, je mélange 10 centimètres cubes de solution claire d'amidon, et 10 cc.

(ou 100 degrés) de ma liqueur sulfurométrique, formant ainsi de l'iodure d'amidon d'un bleu intense.

Je verse dans ce vase avec précaution de l'eau sulfureuse naturelle, jusqu'à ce que la solution bleue soit complètement, mais exactement décolorée. Je mesure ensuite le volume d'eau sulfureuse employée.

Je répète la même opération avec de l'eau pulvérisée, et recueillie à mesure au moyen d'une capsule d'où elle s'écoule dans le vase contenant l'iodure d'amidon, sur lequel elle agit sans avoir subi d'autre altération que celle produite par le poudroiement.

J'ai fait ainsi, à deux reprises, des essais sur l'eau de César pulvérisée au tamis, à la palette, et au tambour. Voici ce que j'ai constaté :

1° L'eau de César, naturelle, étant prise à la salle de pulvérisation des Thermes, à la T^re^ de 40°, il en a fallu 315 centimètres cubes, pour détruire exactement la proportion ci-dessus indiquée d'iodure d'amidon.

2° Cette même eau, étant pulvérisée *au tamis*, et reçue immédiatement dans le flacon contenant la liqueur bleue, j'ai dû recueillir 335 cc., pour produire la décoloration complète, c'-à-d, 20 cc. en plus, ce qui correspond pour cette eau pulvérisée à une perte de 6 p. 0/0 en sulfuration.

3° L'eau étant pulvérisée *à la palette*, 360 centimètres cubes ont été nécessaires pour saturer la liqueur iodée employée. Différence, 45 cc. en plus correspondant à une perte en sulfuration de 13 p. 0/0.

Dans une deuxième série d'essais :

1° L'eau naturelle étant prise au robinet de l'appareil,

à 40° ; il a fallu 310 cc. pour neutraliser les 100 div. de liqueur iodée.

2° Après la pulvérisation *au tamis*, il a dû en être recueilli 330 cc., différence 20 cc., représentant une perte de 6 p. 0/0 de sulfuration.

3° L'eau étant pulvérisée *au tambour*, (palette convexe), il en a fallu 345 cc., différence 35 cc., ou perte en sulfuration égale à 10 p. 0/0.

4° Avec l'eau pulvérisée *à la palette concave*, 355 cc. ont été nécessaires; différence 45 cc., équivalant à une perte de 11 1/2 p. 0/0 en sulfuration. Dans chacun de ces essais, j'ai observé pour l'eau pulvérisée un abaissement de température égal à 8° C.

En dirigeant les expériences comme je viens de le dire, j'arrive à constater pour l'eau de César pulvérisée sur les lieux d'emploi, une perte en sulfuration variant de 6 à 13 p. 0/0, selon le mode de pulvérisation. Ces chiffres sont légèrement supérieurs à ceux trouvés par la Commission de la Société d'hydrologie médicale, à Paris.

La pulvérisation au tamis est celle qui entraîne la perte la moins considérable; puis vient la pulvérisation à la palette convexe, et en dernier lieu la pulvérisation à la palette concave. Mais il faut remarquer que la poussière d'eau obtenue avec ces appareils est d'autant moins fine et moins pénétrante, que l'altération de l'eau est moindre ; ce qui se comprend facilement.

Les Thermes de César renferment depuis deux ans un appareil particulier sur lequel je crois devoir dire quelques mots. C'est un appareil *de humage*, installé dans l'ancienne salle d'inhalation qu'il a détrônée complètement, et j'ajoute fort avantageusement. Ce système avait fonctionné pendant un certain temps, à l'état rudimentaire, dans le jardin de Pause-Nouveau, à côté des galeries de César, où il existe d'ailleurs encore. Les avantages qu'en avaient retirés les malades, des asthmatiques surtout, ont engagé à organiser plus convenablement et plus à proximité ce service de humage.

L'appareil établi actuellement aux Thermes est ainsi formé : Au centre est un tube, percé dans toute sa longueur de petits trous, et dans lequel l'eau sulfureuse arrive avec une force de propulsion considérable ; un second tube plus large l'entoure : l'eau traverse les orifices du premier tube en jets très-fins, et vient se pulvériser contre les parois du second qu'elle remplit de vapeurs très-divisées. Un dernier tube extérieur, formant manchon, enveloppant le tout, est parcouru par un courant d'eau chaude destinée à maintenir la température de l'appareil à un degré assez élevé, et à empêcher ainsi le refroidissement et la précipitation des vapeurs sulfureuses. Des appendices, au nombre de cinq, en forme d'entonnoirs renversés, communiquant avec le tube du milieu, permettent de humer les vapeurs qu'il contient. Sur le goulot de ces entonnoirs peut s'adapter, pour la commodité ou la satisfaction du malade, une embouchure en verre avec tube en caoutchouc, ou mieux encore une embouchure métallique, d'une construction fort ingénieuse, embrassant à la fois la bouche et les narines, et munie d'une double soupape pour favoriser les mouvements d'aspiration et d'expiration. A l'aide de cette dernière, le malade respire exclusivement l'air et la vapeur contenus dans l'appareil.

Je me suis assuré par des expériences directes que ces vapeurs chaudes étaient chargées d'une quantité très-appréciable de gaz sulfhydrique, et de molécules d'eau vaporisée ayant entraîné mécaniquement l'élément sulfuré qui la minéralise. Si en aspirant les vapeurs de l'appareil, on leur fait traverser une solution limpide de sous-acétate de plomb ou d'extrait de saturne, on ne tarde pas à voir ce liquide se troubler, noircir, et laisser bientôt déposer un précipité relativement abondant de sulfure de plomb : on peut constater en même temps dans la solution une élévation de température de plusieurs degrés. Si on fait passer ces vapeurs à travers de l'eau distillée, celle-ci accuse après un certain temps une sulfuration qu'il est aisé de reconnaître au sulfuromètre.

Les éléments sulfureux (gaz ou sels dissous) absorbés dans un temps déterminé grâce à ce système de humage sont plus abondants, et par suite autrement actifs que le gaz sulfhydrique dosé par M. Filhol dans l'air de l'ancienne salle d'inhalation (0gr 00063 pour 100 litres d'air.) Combinaison heureuse de la pulvérisation appliquée directement, et de l'inhalation simple de l'air d'une chambre remplie de vapeurs sulfureuses, ce nouveau système de humage paraît appelé à rendre de grands services dans la thérapeutique de notre station.

L'appareil tel qu'il existe ne permet point de séparer les malades, tous aspirent la même vapeur. Quand il fonctionne, il dépense une grande quantité d'eau minérale. Aussi a-t-on cherché un genre d'appareils isolés, fonctionnant chacun à part d'après le même principe. Des tentatives viennent d'être faites en ce sens par

M. le Directeur des Eaux, et deux appareils imaginés par lui pourront être essayés cette année. Dans une caisse métallique, cylindrique ou ovale, un jet d'eau vient se briser contre une plaque placée au centre, et remplit l'intérieur de vapeurs sulfureuses. Des trous percés latéralement, ou un tube d'appel, permettent l'arrivée de l'air dans la caisse, d'où il est aspiré chargé de vapeurs par une embouchure semblable à celle que j'ai décrite. Ce mode d'inhalation, moins pénible que celui employé autrefois à Cauterets, met le malade tout-à-fait à l'abri des inconvénients tant reprochés à ce dernier.

Je reviens à l'eau de César.

Au robinet des douches, cette eau marque au thermomètre 44°8; de même à la salle des bains de pieds et au cabinet de bain le plus rapproché du réservoir. La température de l'eau en ces divers points est légèrement inférieure à celle de la buvette qui atteint ordinairement 45° et quelques dixièmes.

L'eau d'un bain, préparé à 35° avec un mélange d'eau de César et d'eau froide, a donné comme sulfuration, ramenée à 20° à l'abri de l'air :

Essai brut à + 20.	164
— après chlorure de baryum.	146
— après nitrate de cadmium	28
Degré réel. . .	118

Correspondant à 0,00297 de soufre et à 0,0072 de sulfure de sodium par litre. En estimant le volume du bain à 250 ou 300 litres au plus, le poids du sulfure contenu dans le bain ne dépasse pas 1 gr. 80, à 2 grammes.

Il est facile de calculer le poids total de l'élément sulfuré d'un bain ; étant connue la sulfuration de l'eau chaude au robinet de la baignoire,
sa température t,
la température t' de l'eau froide,
la température T du mélange,
le volume du bain représenté par la somme (V + V') des volumes V de l'eau chaude, et V' de l'eau froide.

Ces deux volumes V et V' inconnus, seront donnés par la formule algébrique suivante :

$$V t + V' t' = (V + V') \times T.$$

Le volume V fera connaître la quantité d'eau sulfureuse qui est entrée dans la composition du bain, et par suite le poids total du principe sulfuré qui y est contenu, d'où l'on pourra déduire la sulfuration par litre du mélange.

Le titre indiqué par le calcul ne correspond pas toujours à celui que constate une analyse sulfurométrique directe ; il faudrait pour cela que le sel sulfureux ne fût nullement altéré ou décomposé par l'eau froide ajoutée au bain et l'air qu'elle tient en dissolution.

B. — SOURCE DES ESPAGNOLS.

Cette source est captée dans une galerie distincte de celle de César, et creusée à quelques mètres en dessous de celle-ci, derrière l'Etablissement de Pauze-Vieux. Près du griffon des Espagnols, à un mètre environ sur le même plan, jaillit aussi la source de Pauze-Vieux.

A son point d'émergence, la source des Espagnols offre une température de 46° 5, et une sulfuration de :

Essai brut pour 1,000 cc. à + 20°. . .	362
— après chlorure de baryum	342
— après nitrate de cadmium	2
Degré réel . . .	340

représentant 0,00856 de soufre, et 0,0209 de sulfure sodique.

De là elle est conduite directement à l'établissement des Thermes où elle alimente, faisant exactement dans l'aile sud le parallèle de la source de César, une buvette, dix cabinets de bains dont cinq à douches paraboliques, des grandes douches, et des salles de bains de jambe.

A la buvette des Thermes, la source des Espagnols marque au thermomètre de 43° à 45°, et présente comme sulfuration moyenne :

Essai brut à + 20°	300
— après chlorure de baryum. . . .	274
— après nitrate de cadmium	16
Degré réel	258

Correspondant à 0,0065 de soufre et 0,0158 de sulfure de sodium.

Un fait que j'ai constaté sur l'eau de la buvette des Espagnols m'a révélé une cause d'altération des eaux sulfureuses que je n'ai point encore vue signalée. Le 8 août 1874, la température de l'eau des Espagnols à la buvette des Thermes était de 42° 5, et sa sulfuration représentée par les chiffres suivants :

Essai brut à + 20°	292
— après chlorure de baryum	262
— après nitrate de cadmium	22
Degré réel	240

équivalent à 0,0147 de sulfure de sodium par litre.

Le 23 août suivant, la température se trouve augmentée de 2° 4, et égale exactement à celle de la buvette voisine de César (T. 44° 9)

Le titre sulfurométrique est devenu :

Essai	brut à + 20°	310
—	après chlorure de baryum	278
—	après nitrate de cadmium	20
	Degré réel.	258

représentant une sulfuration de 0,0158 par litre.

Cette augmentation sensible était due au nettoyage complet, opéré dans l'intervalle de ces deux dates, du tuyau de descente qui amène l'eau des Espagnols du griffon à la buvette. Ce tuyau s'obstrue assez facilement par des dépôts de glairine, qui ralentissent la vitesse d'écoulement de l'eau sulfureuse, en diminuent la dépense, et sont pour elle une cause de déperdition de sulfuration et de calorique. Il est donc utile de s'assurer fréquemment que les conduites des eaux sulfureuses sont libres, et permettent à ces eaux un parcours facile.

Je ne sais si le même fait se produit pour le conduit de l'eau de César : cela me paraît probable, car j'ai constaté à plusieurs reprises, en mai et octobre 1875, au mois d'avril de cette année, que la buvette de César était moins sulfureuse que celle des Espagnols. Cependant dans les conditions normales, c'est le contraire qui doit être.

Au cabinet des douches, au robinet des baignoires, et à la salle des bains de jambes, la température de l'eau des Espagnols est la même, en moyenne 43° 2. A la buvette elle est plus élevée et marque 43° 7.

Un bain préparé à 35° avec l'eau des Espagnols et de l'eau froide, a donné comme titre sulfurométrique :

Essai brut à + 20°	162
— après chlorure de baryum	144
— après nitrate de cadmium	26
Degré réel	118

correspondant à 0,0072 de sulfure de sodium par litre.

On peut voir que les bains de César et des Espagnols présentent une sulfuration à peu près égale.

C. — SOURCE DE PAUSE-VIEUX.

Cette source émerge à peu de distance de celle des Espagnols. Elle paraît avoir beaucoup perdu en calorique et en sulfuration depuis les dernières observations de Reveil en 1860.

J'ai observé pour cette source le même fait que pour la précédente. Le canal de conduite de la source de Pause-Vieux étant trop peu incliné s'obstrue souvent par des dépôts organiques, fait refluer l'eau du griffon hors de la cuvette, et en ralentit le cours. De là abaissement de température de la source, et désulfuration notable, comme le prouvent les résultats suivants obtenus le 6 octobre 1874, dans les circonstances que je viens d'indiquer :

Température au griffon + 41°.

Essai brut pour 1000 cc. à + 20°. . . .	220
— après chlorure de baryum	204
— après nitrate de cadmium	6
Degré réel.	198

représentant seulement 0,0122 de sulfure de sodium.

En mai 1875, l'état des choses étant à peu près le même, j'ai obtenu : T = 41° 2 au griffon.

Essai brut à + 20°	242
— arès chlorure de baryum.	226
— après nitrate de cadmium	14
Degré réel	212

à 0,0053 de soufre et équivalent à 0,0130 de sulfure.

La source de Pause-Vieux dessert dans l'Etablissement de ce nom, dix cabinets de bains comprenant quatorze baignoires dont une avec petite douche, et deux cabinets de grandes douches avec mélangeur. Un filet d'eau arrive directement à la buvette. Cette dernière a présenté dans les conditions de conduite que j'ai dites : T = 38° 1

	Octobre 1874	*Mai 1875*
Essai brut à + 20°	196	232
— après chlorure de baryum.	174	220
— après nitrate de cadmium	8	12
Degré réel. . .	166	208

correspondant à 0,0102 de sulfure pour le premier résultat, et à 0,0128 pour le second.

En août 1874, la conduite d'amenée de l'eau de Pause-Vieux se trouvant dans des conditions meilleures, normales si je puis dire, j'avais relevé dans l'essai à la buvette les chiffres suivants : T = 38° 8.

Essai brut	280
— après chlorure de baryum. .	270
— après acetate de zinc.	10
Degré réel	260

réprésentant une sulfuration de 0,0160 par litre.

Je suis porté à croire que ce chiffre exprime plus

sûrement la sulfuration de la buvette de Pause-Vieux, lorsque ses tuyaux de conduite fonctionnent d'une manière convenable. Pour le griffon, il faudrait admettre un titre plus élevé, compris entre 0,0170 et 0,0180 de sulfure de sodium.

D. — LA SULFUREUSE NOUVELLE.

A l'entrée de la galerie qui renferme Pause-Vieux et les Espagnols, coule un mince filet d'eau tiède et légèrement sulfureuse qui est reçue dans un petit réservoir spécial. Cette source a nom Sulfureuse-Nouvelle, ou Tempérée de Pause-Vieux. Elle rappelle assez la source ancienne de Rieumiset telle que l'ont connue C. Camus et Buron.

Sa température est habituellement de + 26° C.

Elle offre une sulfuration très-variable et insignifiante.

	Août 1874	*Octobre 1874.*
Essai brut à + 20°	22	8
— après chlorure de baryum	10	4
— après nitrate de cadmium	4	2
Degré réel	6	2

équivalent à peine à 0,00036, ou 0,00012 de sulfure.

Ces chiffres n'ont rien de fixe : ils peuvent varier selon la quantité plus ou moins grande d'eau d'infiltration ou de pluie qui se mêlent à la source.

E. — SOURCE DU ROCHER.

En 1857, MM. Abbadie et Larramiau firent des fouilles au-dessous des galeries de César, et découvrirent une source sulfureuse thermale qu'on appela, à cause de sa situation dans le quartier des Arroques, source du Rocher. Elle est captée au fond d'une galerie coudée, dans laquelle il est assez difficile aujourd'hui de pénétrer par suite de quelques éboulements qui se sont produits. Le griffon est mis à l'abri de toute influence extérieure par une voûte en maçonnerie. Je n'ai pas pu puiser de l'eau au point d'émergence. En 1860, M. O. Henry trouvait à la source une température de 41 à 42° C., et relevait une sulfuration de 0,0197 de sulfure sodique par litre. Je crois ce chiffre trop élevé. A l'entrée de la galerie du Rocher existe un robinet de détournement : l'eau minérale prise en ce point offre une température de 39° 5; elle a donné au sulfuromètre, à deux époques de la même année :

	Août 74	*Octobre 74.*
Essai brut pour 1000 cc. à + 20°.	270. . .	264
— après chlorure de baryum .	254. . .	240
— après nitrate de cadmium .	4. . .	2
Degré réel. . .	250. . .	238

correspondant à 0,0157, et à 0,0146 de sulfure.

La conduite qui amène cette eau à l'établissement du Rocher avait, en 1874, grand besoin d'être réparée. Car dans un trajet assez court, deux cents mètres environ, l'eau du Rocher perdait plus des deux tiers de sa sulfuration. J'avais trouvé en effet, en octobre 1874, à la buvette de l'établissement desservie par un tuyau spécial :

T = 35° 2

Essai brut à + 20°	94
— après chlorure de baryum	82
— après nitrate de cadmium	12
Degré réel.	70

égal à 0,0043 de sulfure de sodium par litre.

A la suite de quelques travaux de réparation exécutés

au printemps de 1875 dans le canal de conduite de cette source, le titre sulfurométrique de la buvette s'est élevé.

En octobre 1875, il était :

Essai brut à + 20°	150
— après chlorure de baryum. . . .	136
— après nitrate de cadmium. . . .	8
Degré réel	128

équivalent à 0.0032 de soufre, et à 0,0079 de sulfure de sodium.

L'eau du Rocher est considérée comme une eau sulfureuse dégénérée et, en cette qualité, employée surtout comme hyposthénisante. Elle est telle en effet sur les lieux d'emploi, ainsi que le prouve la sulfuration suivante d'un bain du Rocher, préparé à 34° :

Essai brut sur 1000 cc. d'eau ramenée à + 20°	46
— après chlorure de baryum.	26
— après nitrate de cadmium	14
Degré réel.	12

représentant à peine 0.00074 de sulfure.

Mais le jour où une conduite bien faite permettra d'utiliser la source du Rocher en l'état ou la nature la donne, ce ne sera plus une eau dégénérée ni hyposthénisante que les médecins trouveront en elle, mais bien une eau sulfureuse excitante, comme ses congénères de la Raillère et de César.

Cette source dessert dans l'élégant établissement qui porte son nom, une buvette, deux cabinets de grandes douches, deux bains de siège, avec douche à injections, des douches ascendantes, et 23 baignoires, dont 12 qu'elle alimente en seul, et 11 en commun avec l'eau de Rieumiset.

F. — SOURCE DE RIEUMISET.

Du temps de Camus et de Buron, et encore à l'époque où O. Reveil fit ses analyses sulfurométriques des eaux de Cauterets, la source de Rieumiset avait une température de 25 à 26° C., et renfermait des traces pondérables de sulfure de sodium. L'eau de Rieumiset que nous possédons aujourd'hui n'est plus cela. Sa température ne dépasse pas 16° C., et sa sulfuration est égale à 0. Je ne puis donc considérer l'eau de Rieumiset comme une eau sulfureuse même complètement dégénérée, car elle ne présente pas trace d'hyposulfite de soude. Telle est d'ailleurs l'opinion qui tend à s'établir actuellement. L'eau de Rieumiset est une eau minérale que je classerai volontiers parmi les eaux *indifférentes ou inermes*, mais douée cependant de propriétés efficaces et certaines, comme le prouvent les observations médicales publiées jusqu'à ce jour. L'eau de Rieumiset actuelle contient des silicates (de soude, d'après le Dr H. Byasson; de potasse, selon M. Filhol) ; mais elle n'est pas alcaline, les analyses en font foi. Et pour preuve qu'elle n'est point l'analogue de nos autres sources sulfureuses, je n'en veux pas d'autre que son degré hydrotimétrique. En effet tandis que toutes les eaux sulfurées sodiques de Cauterets accusent à l'hydrotimètre *à peine un degré* (1°), j'ai constamment trouvé le titre hydrotimétrique de l'eau de Rieumiset égal à 7° au moins.

Cette source émerge par deux griffons dans une galerie située au-dessus de l'Etablissement du Rocher. Son captage définitif date du printemps de 1874. Elle alimente 11 baignoires du Rocher, et jaillit dans les deux pavillons situés de chaque côté de l'entrée de l'établissement. On la chauffe pour le service des bains. Depuis deux ans elle est fort employée en boisson, et paraît devoir être très-utile comme diurétique et dépurative.

§ II. — Groupe de l'Ouest.

Ce groupe comprend les trois sources de la Raillère. Toutes trois jaillissent derrière l'établissement de ce nom, à quelques mètres à peine des lieux d'emploi.

A. *La source chaude*, qui alimente la buvette célèbre dans le monde entier, est captée dans un griffon admirablement aménagé, recouvert d'une galerie voûtée et close, qui le garantit de toute atteinte.

En ce point, la température de la source est de 39° 5, et l'essai sulfurométrique donne les chiffres suivants :

Essai brut pour 1000 cc. d'eau pure ramenée à + 20°.	292
— après action du chlorure de baryum.	278
— après nitrate de cadmium.	2
Degré réel	276

correspondant à 0gr. 00695 de soufre, et à 0gr. 0171 de sulfure de sodium par litre.

Un tuyau de conduite en plomb, établi dans des conditions irréprochables, et long de 6 à 8 mètres, amène l'eau du griffon à la buvette. Au robinet de cette dernière la température est de 39° 4 : dans ce parcours l'eau n'a perdu que un dixième de degré, perte presque inappréciable.

Je n'ai pas constaté la moindre différence, dans les trois essais, entre l'eau du griffon et l'eau prise à la buvette. Les chiffres ci-dessus représentent exactement la sulfuration de la buvette de la Raillère. Ces résultats prouvent que cette buvette, si justement renommée, est actuellement dans des conditions d'installation excellentes qui devraient exister pour toutes nos sources.

L'eau de la buvette alimente une conque à deux robinets, destinée spécialement au service des gargarismes, et qui se dresse à quelques pas en avant de la buvette. En ce point, la température de l'eau a baissé de 1°.

B. *La source tempérée du sud* a son griffon à quelques mètres au sud de la source chaude. Elle offre une température de 38° C., et une sulfuration moyenne de :

Essai brut pour 1000 cc. à + 20° . . .	288
— après chlorure de baryum	272
— après nitrate de cadmium.	8
Degré réel	264

représentant 0,00666 de soufre et 0,0164 de sulfure de sodium.

C. *La source tempérée du Nord* jaillit sur le sol même du bassin qu'elle alimente, et qui est reservé aux bains de l'aile nord de l'Etablissement. Son griffon est inaccessible. Prise au cabinet de bains N° 24, elle a présenté une température de 27° C., et donné comme sulfuration : (12 octobre 1874.)

Essai brut pour 1000 cc. à + 20°.	62
— après chlorure de baryum.	44
— après nitrate de cadmium. . : . .	26
Degré réel.	18

équivalent à 0,00046 de soufre, ou 0,00112 de sulfure.

La sulfuration de cette eau, qui séjourne dans les réservoirs, étant très-variable selon les circonstances, ces chiffres n'ont rien d'absolu.

L'établissement de la Raillère est formé d'une longue galerie rectangulaire, séparée en deux par la buvette qui en occupe le centre. Il renferme 32 cabinets de bains dont 2 à deux baignoires. Les bains de l'aile sud, comprenant les Nos 1 à 16 inclusivement, sont alimentés par la source chaude et par la source tempérée du sud. Les bains de l'aile nord compris entre les Nos 17 et 31, sont desservis par la source chaude et la tempérée du nord. Cette dernière est moins chaude et moins sulfureuse que la tempérée du sud : ceci explique, bien mieux que l'altérabilité des eaux de la Raillère, ce qu'écrivait O. Reveil, à savoir que les médecins de Cauterets attachent une grande importance à faire baigner leurs malades dans des cabinets plus ou moins éloignés de la source principale.

A l'exemple de O. Reveil, j'ai voulu me rendre compte de la sulfuration des bains préparés de chaque côté de la buvette, avec le mélange de la source chaude et de la source tempérée particulière à ce côté. Comme lui j'ai cherché quelle déperdition pouvait éprouver l'eau placée dans une baignoire pendant la durée maxima d'un bain, c'est-à-dire pendant une heure. Et voici les résultats que j'ai obtenus : je ferai remarquer que ces essais ont été faits au 12 octobre 1874, époque de l'année où la Raillère n'étant plus très-fréquentée, les réservoirs se vident incomplètement et fournissent de l'eau plus ou moins altérée.

1° Bain préparé au N° 9 *(Aile sud)*, à 35° C. avec mélange de source chaude et de source tempérée du sud.

Température de la source chaude. . .	35° 2
— de la source tempérée sud.	34° »
Essai brut pour 1000 cc. d'eau à + 20°. . .	168
— après chlorure de baryum.	146
— après nitrate de cadmium	22
Degré réel	124

représentant 0,00312 de soufre, et 0,0077 de sulfure de sodium.

Une heure après, la température du bain était descendue à 32°, ayant subi une perte de 3°, et sa sulfuration était :

Essai	brut à + 20°	154
—	après chlorure de baryum. . .	130
—	après nitrate de cadmium. . .	30
	Degré réel.	100

égal à 0,00252 de soufre, et à 0,00620 de sulfure sodique.

2° Autre bain préparé au n° 22 *(Aile nord)* à 35° 2, avec mélange d'eau chaude à 37° 8, et de source tempérée du nord à 26° 8.

Essai	brut pour 1000 à cc. + 20°	204
—	après chlorure de baryum	182
—	après nitrate de cadmium	16
	Degré réel.	166

correspondant à 0,00418 de soufre et à 0,00102 de sulfure.

Une heure plus tard, la température du bain, égale alors à 32° 6, avait baissé de 2° 6, et sa sulfuration était devenue :

Essai	brut à + 20°	198
—	après chlorure de baryum	174
—	après nitrate de cadmium	20
	Degré réel.	154

représentant 0,00388 de soufre et 0,0095 de sulfure.

La perte en calorique et en sulfuration éprouvée par un bain pendant sa durée n'est donc pas très-considérable.

Si l'on compare maintenant la sulfuration des bains de la Raillère préparés à l'aile sud ou à l'aile nord, on verra que des sources tempérées, la tempérée nord, quoique la moins sulfureuse, est celle qui donne les bains les plus minéralisés, sans que cependant il y ait une différence excessive. Cela s'explique facilement : si la source tempérée du nord est moins sulfurée que la tempérée du sud, elle est aussi plus froide, et il en faut une proportion moindre pour abaisser la température de la source chaude au degré ordinaire d'un bain. Celui-ci se trouve presque entièrement composé d'eau chaude, dont la sulfuration n'est que peu diminuée.

La question de température doit entrer en ligne de compte dans la constitution d'un bain, car elle a une importance majeure sur la sulfuration que ce bain possèdera. A quoi sert en effet qu'une source soit très-sulfureuse, si en même temps, parce qu'elle est trop chaude, il faut pour la ramener à la température du bain, la mélanger d'une forte proportion d'eau froide qui affaiblit d'autant son degré sulfométrique, et par suite son action ? C'est ce qui fait comprendre pourquoi les bains de la Raillère du côté nord sont au moins aussi actifs que ceux du côté sud, bien qu'il entre dans leur composition une source à peine sulfurée : voilà pourquoi aussi la Raillère, moins sulfureuse que César ou les Espagnols, mais moins chaude, donne cependant des bains plus minéralisés que ces deux sources ; voilà pourquoi les bains des Espagnols équivalent à ceux de César.

Pour avoir les bains aussi sulfurés que possible avec une eau dont la thermalité dépasse 36° C., il faudrait pouvoir tempérer cette eau avec une partie d'elle-même refroidie à l'avance à l'abri de l'air, dans des appareils spéciaux, comme en possède un l'Etablissement des Œufs à Cauterets, mais dont les autres sont privés. Cette lacune est une de celles qu'on devra combler désormais dans tous les établissements nouveaux. C'est une note qui manque à la gamme des bains que nos eaux pourraient fournir.

§ III. — Groupe du Sud.

Ce groupe est formé des sources du Petit-St-Sauveur, du Pré, de Mauhourat, des Yeux, du Bois, et des Œufs.

A. — SOURCES DU PETIT-ST-SAUVEUR.

Les sources du Petit-St-Sauveur sont au nombre de deux, l'ancienne et la nouvelle.

Cette dernière date seulement de 1871, époque à laquelle elle a été définitivement captée. Elle jaillit en contre-bas de l'Etablissement, à quelques mètres du gave. Par un temps sec, elle offre une température maxima de 34° C. Elle a donné :

Essai brut 1000 cc. à + 20°.	194
— après chlorure de baryum	178
— après nitrate de cadmium	6
Degré réel	172

équivalent à 0,00433 de soufre, et à 0,0107 de sulfure de sodium.

Comme elle n'est point complètement à l'abri des infiltrations extérieures, un temps de pluie fait baisser sa température et son degré sulfurométrique. Cette eau est utilisée pour l'usage des bains du Petit-St-Sauveur lorsque la source ancienne devient insuffisante : elle est amenée dans le réservoir commun au moyen d'une pompe à bras.

La source ancienne émerge derrière l'établissement, et est encore, bien que la reconstruction de cet édifice soit toute récente, très imparfaitement captée.

Prise en un point aussi rapproché que possible du

griffon, elle a présenté une température de 34° 5, et accusé comme sulfuration :

Essai brut pour 1000 cc. à + 20°.	220
— avec chlorure de baryum.	206
— avec nitrate de cadmium.	14
Degré réel.	192

correspondant à 0,00494 de soufre et à 0,01185 de sulfure de sodium.

Cette eau a besoin d'être chauffée pour le service des bains. On peut à volonté la diriger dans une chaudière où se produit l'échauffement, ou dans le réservoir où elle arrive sans avoir subi l'action de la chaleur.

Des tuyaux de conduite mènent aux baignoires séparément l'eau de la chaudière et l'eau du bassin.

Dans la chaudière, où elle ne séjourne pas longtemps, cette eau atteint habituellement une température de 40 à 45° C. ; dans ces conditions, puisée à la chaudière même, elle a marqué au sulfuromètre :

Essai brut pour 1000 cc. à + 20° . . .	194
— après chlorure de baryum	180
— après nitrate de cadmium.	12
Degré réel	168

représentant 0,00423 de soufre, et 0,0103 de sulfure de sodium.

Prise au robinet des baignoires, où elle arrive directement, l'eau chauffée a donné en degrés sulfurométriques :

Essai brut pour 1000 cc. à + 20°. . . .	190
— après chlorure de baryum	174
— après nitrate de cadmium	14
Degré réel	160

c'est-à-dire 0,00403 de soufre, ou 0,0098 de sulfure.

L'eau venant du bassin, formée par le mélange des deux sources, offrait une température de 27° 3, et une sulfuration de :

Essai	brut pour 1000 cc. à + 20° . . .	78
—	après chlorure de baryum.	60
—	après nitrate de cadmium	20
	Degré réel	40

égal à 0,00101 de soufre, et 0,00245 de sulfure de sodium.

Buron père, O. Reveil et Filhol, et d'autres après eux, ont avancé que l'eau du Petit-St-Sauveur *(source ancienne)* augmentait en sulfuration par le chauffage. Ils ont proposé de ce phénomène des explications qui toutes paraissent insuffisantes ou inacceptables. J'ai fait voir dans une note publiée dans *la Gazette des Eaux* du 28 octobre 1875, que c'était là une erreur d'observation, et j'ai cherché à expliquer cette erreur. Pour moi, comme d'ailleurs pour M. le Dr Gigot-Suard, un examen approfondi des lieux et du mode de distribution de l'eau du Petit-St-Sauveur suffit à faire comprendre les faits tels qu'ils se passent, et à démontrer que « l'eau du Petit-St-Sauveur, pas plus que les autres eaux sulfureuses, ne gagne en sulfuration à être chauffée artificiellement ; au contraire elle perd d'autant plus de ses principes que l'action de la chaleur, combinée à celle de l'air, s'exerce plus longtemps sur elle. »

C'est ce qui ressort des résultats que je viens d'énumérer.

L'Etablissement du Petit-St-Sauveur, sans luxe, mais très confortable, renferme 16 cabinets de bains dont un à deux baignoires, et un cabinet de douches ascendantes et vaginales avec mélangeur. Chaque baignoire est desservie par l'eau chauffée venant de la chaudière, et par l'eau du réservoir, résultant du mélange des deux sources qui l'alimentent.

B. — Sources du Pré.

Les sources du Pré ne jouissent pas aujourd'hui de la même vogue qu'autrefois. Elles étaient considérées par les anciens médecins comme fort actives et douées de propriétés particulières. L'état d'abandon dans lequel elles semblent tombées de nos jours tient, je crois, à deux causes : d'abord à ce que leur analyse n'a jamais été faite, et que par suite elles sont imparfaitement connues ; puis à l'agencement défectueux et suranné de l'établissement qu'elles desservent. Et cependant depuis peu, des travaux de recherche ont été faits qui ont amené la découverte de nouvelles sources abondantes et précieuses ; quelques améliorations ont été introduites dans l'organisation balnéaire ; mais le Pré restera toujours un établissement ancien, irrégulier, incomplet, quoique un des plus riches par la quantité et la qualité de ses eaux.

Jadis le Pré était alimenté par une seule source, dont la température était d'environ 48°, et le débit 31,000 litres. A la suite de travaux entrepris en 1871, plusieurs griffons ont été captés qui fournissent actuellement des eaux plus chaudes, plus sulfureuses, et bien plus abondantes que la vieille source du Pré. Je crois ne point exagérer en estimant le débit total des sources du Pré égal à celui des griffons de César et des Espagnols réunis.

L'établissement du Pré est de construction irrégulière. Le corps principal forme une galerie rectangulaire, au fond de laquelle se voient une buvette en marbre blanc et deux cabinets de grandes douches avec mélangeur ;

de chaque côté existe une rangée de cabinets de bains. Dans une aile séparée et basse, plus rapprochée du gave, se trouvent quelques autres baignoires. Le Pré renferme en tout 17 cabinets de bains, dont un à deux baignoires.

La buvette est alimentée par une source spéciale et isolée. La vieille source du Pré ne dessert que les bains. Les douches, pour lesquelles on a construit un bassin particulier, sont desservies par une des nouvelles sources, la plus chaude, la plus abondante, mais dont le conduit laisse fort à désirer ; une pompe à bras sert à faire monter cette eau dans le réservoir. Comme ce réservoir est peu élevé au-dessus des appareils de douches, celles-ci ont une pression très-faible.

Les griffons sont situés dans la cour, derrière l'Etablissement : à gauche, vers le sud-est, le griffon de la buvette, séparé des autres : près de lui trois petits filets perdus. Au centre, la source ancienne formée de trois filets qui sourdent par autant de failles de rocher, et sont menés par deux tuyaux distincts jusqu'au réservoir où ils se mélangent. Un autre filet est conduit à part dans un bassin spécial où on le laisse refroidir, où l'on peut même le mélanger d'eau froide pour obtenir de l'eau tempérée.

A droite de la cour, vers le nord-ouest, et tout-à-fait sur le bord du Gave, se trouve une galerie ouverte, où coule souvent l'eau du torrent. Là ont été découverts et captés en 1871, quatre griffons d'eau sulfureuse, très-chaude, excessivement abondante, fournissant plus de cent litres par minute. Deux de ces griffons seulement sont utilisés pour alimenter la pompe qui remplit le bassin des douches. Le tuyau de conduite en zinc, très-mal conditionné et agencé, baigne dans l'eau froide du gave, ce qui explique les différences de température et de sulfuration observées dans les divers essais faits sur cette eau.

Enfin disséminés un peu partout, de petits filets jaillissent des fentes du granit ; beaucoup ont été obstrués et refoulés avec du ciment. Deux viennent sourdre dans le réservoir même des bains, et d'autres jusque sous le sol du cabinet des douches; sous la piscine de la douche du côté nord se perdent deux sources, qu'un canal de vidange particulier amène dans le canal général, et de là dans le gave.

Telles sont les sources du Pré, sources si nombreuses et si considérables que la place manque pour les exploiter convenablement.

Le griffon de la buvette n'est point à l'abri des infiltrations froides : aussi celle-ci présente-t-elle une température qui varie de 26 à 32° C.

Le 14 octobre 1874, elle marquait 30°, et offrait comme sulfuration :

Essai brut pour 1000 cc. à + 20 . . .	230
— après chlorure de baryum	214
— après nitrate de cadmium	8
Degré réel	206

représentant 0,0052 de soufre, et 0,0128 de sulfure de sodium.

En août 1875, sa sulfuration était de :

Essai brut pour 1000 cc, à + 20. . . .	214
— après chlorure de baryum	202
— après nitrate de cadmium.	6
Degré réel	196

L'eau des bains, puisée dans le réservoir, formée du mélange des sources anciennes et de quelques filets nouvellement captés, offre une température habituelle de 43 à

45° C.; sa sulfuration a été, à deux époques assez éloignées :

En octobre 1874 :

Essai brut pour 1000 cc. à + 20. . . .	202
— après chlorure de baryum	182
— après nitrate de cadmium	12
Degré réel	170

correspondant à 0,0043 de soufre et à 0,0105 de sulfure.

En août 1875 :

Essai brut à + 20.	196
— après chlorure de baryum	178
— après nitrate de cadmium	12
Degré réel.	166

Enfin la source des douches, recueillie à la prise d'eau de la pompe, présente, selon que l'eau du gave baigne plus ou moins le tuyau de conduite, une température variant entre 47° et 49° 2. Au griffon, cette température doit atteindre 52°. Dans trois essais sulfurométriques faits à des époques distinctes, j'ai obtenu les résultats suivants :

	8 oct. 74	15 oct 74	15 août 75
Essai brut pour 1000 cc. à + 20 .	244	246	234
— après chlorure de baryum .	232	238	222
— après nitrate de cadmium. .	6	10	8
Degré réel. . . .	226	228	214
	T = 49°	T = 49° 2	T = 47° 4

Le plus élevé de ces titres représente 0,0057 de soufre, et 0,0140 de sulfure de sodium. Cette source est la plus sulfurée de toutes celles que j'ai examinées au Pré.

Toutes d'ailleurs sont plus sulfureuses que celles analysées dans cet endroit par O. Reveil et Filhol en 1859. On ne peut que souhaiter voir ces sources captées dans de bonnes conditions et exploitées dans un établissement complètement remanié.

C. — SOURCE DE MAUHOURAT.

Cette source a vu s'accroître encore la grande réputation dont elle jouissait déjà à Cauterets, à l'époque où O. Reveil l'analysa. Elle jaillit dans une grotte qui lui a valu son nom, parce que ce n'était autrefois qu'un mauvais trou. Son griffon se trouve à un mètre environ en arrière du robinet d'écoulement, et est caché par une plaque de marbre. Il est inaccessible, et ne peut en aucune façon se rencontrer dans la galerie des Œufs, creusée au-dessous de la grotte même de Mauhourat.

Au robinet de la grotte je n'ai jamais trouvé la température de l'eau de Mauhourat supérieure à 49° 5. Sa sulfuration en ce point m'a paru constamment inférieure à celle qu'on lui accorde généralement. Voici les résultats les plus élevés que j'ai obtenus :

Essai brut pour 1000 cc. à + 20° . . .	194
— après chlorure de baryum	180
— après nitrate de cadmium	10
Degré réel.	170

représentant 0,0043 de soufre et 0,0105 de sulfure de sodium.

La buvette du pont de Benquès, où l'on a fait descendre l'eau de Mauhourat pour la plus grande commodité des malades, est connue de tous les étrangers qui ont visité Cauterets. C'est un misérable hangar, devant, répète-t-on chaque année, disparaître l'année qui suit, indigne de la source qu'il abrite et des visiteurs qui viennent lui demander la santé, et méritant bien mieux que la vieille grotte le nom significatif de Mauhourat.

La température de la buvette de Benquès est habituellement de 47° 7, et au plus de 48°. Sa sulfuration, correspondant à celle ci-dessus indiquée pour l'eau de la grotte, est de :

Essai brut pour 1000 cc. à + 20° . .	162
— après chlorure de baryum	142
— après nitrate de cadmium	14
Degré réel	128

équivalent à 0,00323 de soufre et à 0,0079 de sulfure.

L'eau de Mauhourat est très-facilement altérable. Mais je crois aussi que le tuyau de descente qui l'amène de la grotte au pont de Benquès pèche en quelque point : car cette eau perd beaucoup de sa sulfuration dans ce parcours, et à certains jours plus qu'à d'autres.

Ainsi le 11 août 1875, tandis qu'à la grotte j'obtenais les chiffres suivanls : T = 49° 4

Essai brut à + 20°	184
— après chlorure de baryum	172
— après nitrate de cadmium	10
Degré réel	162

Au pont de Benquès, je ne trouvais plus, à deux reprises, que :

T = 47° 7

Essai brut à + 20°.	106
— après chlorure de baryum	90
— après nitrate de cadmium	30
Degré réel	60

résultats de beaucoup inférieurs aux précédents, et accusant nne perte de sulfuration considérable.

D. — SOURCE DES YEUX.

Ainsi nommée parce que longtemps on l'a crue bonne à guérir les maux d'yeux, cette source coule à côté de la grotte de Mauhourat, dans un angle du rocher et en plein air. Elle est formée d'un mince filet d'eau tempérée, échappé sans doute aux sources du Bois, et continuellement mélangé d'eau froide ou d'eau de pluie.

Sa température ne dépasse jamais 24°. Sa sulfuration est presque nulle, comme le prouvent les chiffres que j'ai obtenus dans deux essais très-concordants :

Essai brut pour 1000 cc. à + 20°....	10
— après chlorure de baryum.....	4
— après nitrate de cadmium.....	2
Degré réel.......	2

représentant 0,00005 de soufre et 0,000124 de sulfure de sodium.

Nous sommes loin des 0,0179 de sulfure que M. Gintrac avait trouvés, loin aussi des merveilleuses propriétés que le béarnais Bayard avait rencontrées dans la source des Yeux.

E. — SOURCES DU BOIS.

Ces sources sont les plus élevées au-dessus de Cauterets, et les plus éloignées ; elles sont au nombre de deux, captées à une vingtaine de mètres en amont de l'Etablissement qu'elles alimentent. L'Etablissement du Bois présente au centre deux piscines avec grandes douches, et de chaque côté deux cabinets de bains avec douche parabolique. La partie sud (bains et piscine) est alimentée par la source sud, chaude et refroidie : la partie nord correspondante, par la source nord et de l'eau tempérée qui n'est autre que la source sud réfrigérée dans un bassin à part.

L'Etablissement du Bois est fort délabré et doit être reconstruit. Si l'on peut en rendre l'accès facile, et la nouvelle route tracée jusqu'à ses abords paraît devoir remplir ce but, je voudrais le voir réédifier sur place, à proximité des griffons qui le desservent, à condition toutefois que le captage et la conduite des sources seront refaits en entier. Dans l'état actuel, les sources du Bois ne sont point à l'abri des infiltrations froides. Par un temps de bruine, le 8 octobre 1874, leur examen m'a fourni les chiffres suivants :

1° Source sud puisée au réservoir : T = 41° 6

Essai brut pour 1000 cc. à + 20° . . .	166
— après chlorure de baryum	144
— après nitrate de cadmium	6
Degré réel	138

représentant 0,0035 de soufre et 0,0085 de sulfure de sodium.

2° Source nord au réservoir : T = 41° 1

Essai brut pour 1000 cc. à + 20° . . .	156
— après chlorure de baryum	132
— après nitrate de cadmium	6
Degré réel	126

équivalent à 0.0031 de soufre et à 0,0078 de sulfure.

Le 12 août 1875, par un temps chaud et sec, j'obtenais au contraire.

1° Source sud au réservoir : T = 42° 5

Essai brut à + 20°	200
— après chlorure de baryum	180
— après nitrate de cadmium	10
Degré réel.	170

correspondant à 0,0043 de soufre et à 0,0105 de sulfure.

2° Source nord au réservoir : T = 42°

Essai brut à + 20°	186
— après chlorure de baryum	156
— après nitrate de cadmium	14
Degré réel.	142

égal à 0,0036 de soufre et à 0,0088 de sulfure.

Les différences entre ces deux résultats sont trop sensibles pour qu'on n'ait pas le droit de les attribuer à des modifications survenues dans les sources par un mélange d'eau étrangère.

La sourcc tempérée, eau minérale refroidie, qui sert à mitiger la source chaude de chaque côté de l'Etablissement, résulte du refroidissement de la source du sud. Sa température et sa sulfuration sont excessivement variables.

F. — SOURCES DES ŒUFS.

Ces sources, au nombre de six, jaillissent sur le bord du gave, en amont de la grotte de Mauhourat. L'entrée de la galerie qui les renferme se voit un peu en aval de cette grotte. Groupées en deux griffons, les sources des Œufs sont amenées par un seul conduit jusqu'à Cauterets, où elles sont utilisées dans un magnifique Etablissement construit à l'ouest de la ville. A la buvette du pont de Benquès, un filet détourné offre aux malades l'eau des Œufs, à côté de celle de Mauhourat.

Presque en face du regard que l'on rencontre en pénétrant dans la galerie des Œufs, se trouve un griffon, caché dans un petit couloir latéral, et correspondant, si je ne me trompe, à la source B analysée par O. Reveil. Bien que la température de cette source soit inférieure à celle du griffon principal situé à l'extrémité de la galerie, son degré de sulfuration est plus élevé. Voici les résultats de mes deux derniers essais sur cette source :

1° Au 10 octobre 1874 : T = 52° 6

Essai brut pour 1000 cc. à + 20° . . .	274
— après chlorure de baryum	256
— après nitrate de cadmium	0
Degré réel	256

2° Au 11 août 1875 : T = 52° 5

Essai brut pour 1 000 cc. à + 20°. . .	280
— après chlorure de baryum	262
— après nitrate de cadmium.	2
Degré réel	260

représentant (au maximum) 0,0065 de soufre et 0,0161 de sulfure.

Au fond de la galerie, dans une espèce de chambre voûtée et obscure, où se fait sentir une forte chaleur, une cuvette réunit les sources supérieures des Œufs, dont certaines sont captées à plusieurs mètres plus haut. La température de ce griffon approche de + 56° C.

Dans deux essais sulfurométriques, j'ai relevé les chiffres suivants :

1° Au 10 octobre 1874 : T = 55° 6

Essai brut pour 1000 cc. à + 20°. . .	262
— après chlorure de baryum. . . .	246
— après nitrate de cadmium. . . .	6
Degré réel.	240

Au 23 août 1875 : T = 55° 3

Essai brut pour 1000 cc. à + 20°. . .	266
— après chlorure de baryum	246
— après nitrate de cadmium	8
Degré réel.	238

équivalent à 0,0060 de soufre et à 0,0149 de sulfure de sodium.

La sulfuration de chacun de ces deux griffons est supérieure à celle de chaque source des Œufs analysée séparément par MM. Filhol et O. Reveil.

A la buvette du pont de Benquès, mes essais, faits aux mêmes époques que les précédents, m'ont donné les résultats qui suivent :

1° Au 10 octobre 1874 : T = 53° 7

Essai brut à + 20°	226
— après chlorure de baryum	210
— après nitrate de cadmium.	14
Degré réel	196

2° Au 11 août 1875 : T = 54°

Essai brut à + 20°.	230
— après chlorure de baryum	212
— après nitrate de cadmium.	16
Degré réel.	196

correspondant à 0,00494 de soufre et à 0,0121 de sulfure.

Depuis le pont de Benquès jusqu'au point où se fait la distribution de l'eau des Œufs pour le service des Thermes de ce nom, la conduite est fermée, sans robinets de détournement, et inaccessible.

A la naissance de l'aqueduc suspendu (côté sud), derrière l'Etablissement des Œufs, à la hauteur des tours qui renferment les bassins des douches, existe un regard, avec un petit bassin d'où partent les tuyaux qui mènent l'eau minérale chaude dans les divers réservoirs des Thermes. Là aboutit aussi l'eau minérale refroidie à l'abri de l'air, par un système aussi simple qu'ingénieux, lequel consiste à faire passer un embranchement de la conduite dans un manchon parcouru par l'eau froide du gave sur une longueur de 90 mètres environ. L'écoulement de l'eau froide pouvant être gradué à volonté, on peut ainsi mesurer à son gré l'abaissement de température que l'on veut produire.

Je ne veux pas faire ici l'énumération de toutes les ressources balnéaires des Thermes des Œufs. Quand j'aurai dit que tous les appareils hydrothérapiques adoptés aujourd'hui par la médecine y ont été réunis, bains, douches de tout genre et à toute température, piscine de natation, etc., si j'ajoute que chaque année apporte une amélioration et un progrès, j'aurai montré que ces Thermes sont véritablement un Etablissement modèle.

J'achève l'exposé de mes essais. Le 14 octobre 1874, j'examinai l'eau des Œufs, chaude ou refroidie, à tous les points où il me semblait intéressant de connaître son titre sulfurométrique ; mais le tuyau de conduite avait été crevé avant son arrivée aux réservoirs, et l'eau minérale jaillissait à l'extérieur sur le chemin, subissant en cet endroit le contact de l'air. Ces conditions n'étant pas normales, je ne relaterai pas les résultats que j'ai obtenus alors. Je constatai cependant un fait sur lequel je crois devoir insister : le peu d'altération qu'entraîne le refroidissement de l'eau par son passage à travers le manchon. Ce jour-là l'eau refroidie, prise à sa sortie du manchon, a présenté : T = 24°

Essai brut pour 1000 cc.	138
— après chlorure de baryum	114
— après nitrate de cadmium.	28
Degré réel	86

L'eau chaude arrivée au même point, légèrement modifiée il est vrai par suite de l'accident survenu dans le conduit, marquait 45° 2 au thermomètre, et donnait ramenée à + 20°, les mêmes résultats que ci-dessus à l'essai sulfurométrique : cela prouverait que le refroidissement de l'eau dans le manchon se produit dans les conditions les meilleures, à peu près comme dans un vase hermétiquement clos.

Le 26 octobre de l'année suivante, (1875), j'ai pu examiner l'eau des Œufs dans l'état régulier des choses.

Prise au bassin de distribution, avant son arrivée dans l'établissement, l'eau marquait seulement 44° 2 au thermomètre, et donnait à l'essai :

Essai brut pour 1000 cc. à + 20°. . .	152
— après chlorure de baryum.	134
— après nitrate de cadmium	32
Degré réel.	102

correspondant à 0,00257 de soufre et à 0,0063 de sulfure de sodium.

Un peu plus loin, au réservoir des douches, sa température était de 43° 8, et son degré sulfurométrique comme suit :

Essai brut pour 1000 cc. à + 20° . . .	150
— après chlorure de baryum	132
— après nitrate de cadmium	94
Degré réel	98

représentant 0,00247 de soufre et 0,00607 de sulfure.

A la salle des bains de pieds, l'eau prise à la cuvette la plus rapprochée du tuyau de descente, venant du bassin des douches, marquait T = 42° 9, et comme titre sulfurométrique :

Essai brut pour 1000 cc. à + 20°. . .	130
— après chlorure de baryum	102
— après nitrate de cadmium.	28
Degré réel	74

équivalent à 0,00186 de soufre et à 0,0046 de sulfure,

Au cabinet de bains n° 40, le moins éloigné des réservoirs qui desservent les bains, l'eau avait 42° 5 de température, et a donné à l'essai :

Essai brut pour 1000 cc. à + 20° . . .	124
— après chlorure de baryum	92
— après nitrate de cadmium	32
Degré réel	60

égal à 0,0015 de soufre et à 0,00372 de sulfure.

L'eau minérale refroidie, recueillie au robinet de la même baignoire, marquait 24° 6 au thermomètre, et avait un degré sulfurométrique plus élevé que l'eau chaude, comme le prouvent les chiffres suivants :

Essai brut pour 1000 cc. à + 20° . . .	126
— après chlorure de baryum	106
— après nitrate de cadmium	32
Degré réel	74

Enfin l'eau de la piscine, ayant quand je l'examinai une température de 30° 5, donnait, ramenée à + 20° :

Essai brut pour 1000 cc. à + 20° . . .	86
— après chlorure de baryum	74
— après nitrate de cadmium	42
Degré réel	32

correspondant à 0,0008 de soufre et à 0,00198 de sulfure de sodium.

A la date où j'ai fait ces derniers essais, la source et les Thermes des Œufs ne se trouvaient pas dans les conditions qui s'offrent d'habitude à l'époque de la saison thermale. Le temps était froid et humide; l'établissement était peu fréquenté, les réservoirs ne se vidaient pas. C'est pourquoi la température de l'eau minérale, aux divers points où je l'ai relevée, était inférieure à celle qu'elle présente dans les mois de juillet et d'août. Pour les mêmes causes l'on ne peut considérer les chiffres ci-dessus comme représentant la sulfuration *moyenne* de l'eau des Œufs aux lieux d'emploi.

Certainement l'eau des Œufs parvenue aux Thermes a beaucoup perdu de sa thermalité et de sa sulfuration : mais les résultats que j'ai obtenus donnent la mesure de la perte *maxima* que cette eau peut éprouver. Il faut donc la considérer comme plus chaude, plus sulfureuse, plus excitante que ne le laissent penser les chiffres que j'énonce : j'ai cru cependant devoir les publier.

Et maintenant, pour résumer l'exposé aride des résultats de mes recherches, je les réunis dans le tableau ci-contre :

Tableau indiquant la température et la sulfuration des sources de Cauterets aux lieux d'emploi.

NOM DE LA SOURCE ET DU LIEU D'EXAMEN.	TEMPÉRATURE observée	degré réel desulfuration pour 1000	QUANTITÉ de SOUFRE pour 1000	QUANTITÉ de sulfure sodique pour 1000
1 SOURCE DE CÉSAR				
Entrée de la galerie.	47°8	376°	0,00947	0,0231
Buvette du vieux César	47 1	376	0,00947	0,0231
Buvette de Pause nouveau	45 5	344	0,00867	0,0211
Buvette des Thermes.	45 »	262	0,00675	0,0161
Salle de pulvérisation.	44	266	0,00680	0,0164
Eau pulvérisée au tamis.	35 5	236	0,00556	0,0139
Eau d'un bain de César.	35	118	0,00297	0,0072
2 SOURCE DES ESPAGNOLS				
Au griffon	46 5	340	0,00856	0,0209
Buvette des Thermes	43-45	358	0,00650	0,0158
Eau d'un bain des Espagnols. . . .	35	118	0,00297	0.0072
3 SOURCE DE PAUSE VIEUX				
Au griffon	41	212	0,0053	0,0130
Buvette de l'Etablissement	38 8	208	0,0051	0,0127
4 **La sulfureuse nouvelle**	26	2	0,00005	0,000123
5 SOURCE DU ROCHER				
Entrée de la galerie.	39 5	238	0,0060	0,0146
Buvette de l'Etablissement	35 2	128	0,0032	0,0079
Eau d'un bain du Rocher	34	12	0,0030	0.00074
6 SOURCES DE LA RAILLÈRE				
Source chaude au griffon	39 5	276	0,00695	0,01695
« « à la buvette	39 4	276	0,00695	0,01695
Source tempérée du sud au griffon . .	38 »	270	0,00680	0,01658
« tempérée du nord à la baignoire. .	27 »	18	0,00045	0,00110
Eau d'un bain coté sud	35 »	124	0,00312	0,00710
« « coté nord	35 2	166	0,00418	0,01020

NOM DE LA SOURCE ET DU LIEUX D'EXAMEN.	TEMPÉRATURE observée	degré réel de sulfuration pour 1000	QUANTITÉ de SOUFRE pour 1000	QUANTITÉ de sulfure sodique pour 1000
7 SOURCES DU PETIT St-SAUVEUR				
Source nouvelle au griffon.	34° »	172°	0,00433	0,01056
Source ancienne près du griffon. . . .	34 5	192	0,00483	0,01180
« « chauffée	40-45	168	0,00423	0,01030
« « venant du réservoir. . .	27 2	40	0,00100	0,00246
8 SOURCES DU PRÉ				
Buvette (source ancienne)	32	206	0,0052	0,0128
Réservoir des bains (id.)	43-45°	170	0,0043	0,0105
Source nouvelle des douches.	47-49°	226	0,0057	0,0140
9 SOURCES DE MAUHOURAT				
A la grotte	49 5	170	0,0043	0,0105
Buvette du pont de Benquès	47 7	128	0,00323	0,0079
10 **Source des Yeux**	23 2	2	0,00005	0,000124
11 SOURCES DU BOIS				
Source du sud au réservoir.	42 5	170	0,0043	0,0105
Source du nord id	42	142	0,0036	0,0088
Source tempérée (sud refroidie) . . .	32	60	0,00151	0,00368
12 SOURCES DES ŒUFS				
Griffon principal	55 6	240	0,0060	0,0149
Griffon latéral B	52 6	260	0,0065	0,0161
Buvette du pont de Benquès	53 7	196	0,00404	0,0121
Bassin de distribution près les thermes.	45 2	102	0,00257	0,0063
Réservoir des douches.	45	98	0,00247	0,00607
Bains de pieds	42 9	74	0,00186	0,0046
Cabinet de bains n° 40.	42 5	60	0,0015	0,00372
Eau minéralle refroidie.	20-24°	86	0,0022	0,00538
Piscine.	30 5	32°	0,0008	0,00198

EAUX EMBOUTEILLÉES.

Une question qu'il m'a paru intéressant d'examiner dans le cours de cette étude est celle de la conservation de nos eaux embouteillées, destinées à l'exportation.

Afin de ne pas fatiguer le lecteur par des détails trop souvent répétés, je vais donner rapidement le résultat de mes recherches, lesquelles ont porté sur l'eau de la Raillère et l'eau de Mauhourat.

1° *Eaux de la Raillère.* — Le 10 octobre 1874, je fis remplir devant moi, avec toutes les précautions désirables, un certain nombre de bouteilles d'eau de la Raillère. La sulfuration au lieu de puisement, (buvette), était représentée ce jour-là par les chiffres suivants :

Essai brut à + 20°	292
— après chlorure de baryum	278
— après nitrate de cadmium	2
Degré réel	276

égal à 0,0169 de sulfure de sodium.

La sulfuration *brute*, donnée par le deuxième essai, correspond à 0,0171 de sulfure.

La moitié de ces bouteilles fut exposée dehors, en pleine lumière, sur une galerie située au midi ; l'autre moitié fut mise dans une obscurité complète.

	POUR L'EAU CONSERVÉE		SULFURATION	PERTE EN SULFURE	PERTE MINIMA pour 0/0
	A L'OBSCURITÉ	A LA LUMIÈRE			
Après une semaine de conservation Le 17 octobre j'obtenais :					
Essai après action du chlorure de baryum à 14°	240	244	brute 0,0150	brute 0,0021	brute 12,2
— après nitrate de cadmium.	10	12			
Degré réel. . . .	230	232	réelle 0,0142	réelle 0,0027	réelle 15,5
Après 4 semaines (7 novembre)					
Essai après chlorure de baryum à 15°	236	236	brute 0,0145	brute 0,0026	brute 15,1
— après nitrate de cadmium	14	10			
Degré réel	222	226	réelle 0,0139	réelle 0,0030	réelle 18,1
Après 6 semaines (21 novembre)					
Essai après chlorure de baryum à 12°. . . .	230	220	brute 0,0141	brute 0,0030	brute 17,2
— après nitrate de cadmium	12	12			
Degré réel. .	218	208	réelle 0,0134	réelle 0,0035	réelle 21.
Après 53 jours, (près de huit semaines)			brute 0,0137 / 0,0163	brute 0,0034 / 0,0008	brute 19,0 / 4,2
Essai après chlorure de baryum.	224	266			
— après nitrate de cadmium	10	10	réelle 0,0131 / 0,0157	réelle 0,0038 / 0,0012	réelle 22,0 / 7,2
Degré réel . .	214	256			
Après 4 mois, (11 février 1875)			brute 0,0156 / 0,0147	brute 0,0015 / 0,0024	brute 8,4 / 13,7
Essai après chlorure de baryum	254	240			
— après nitrate de cadmium.	12	16	réelle 0,0149 / 0,0137	réelle 0,0020 / 0,0032	réelle 12,3 / 18,8
Degré réel. . . .	242	224			
Après 6 mois, (odeur sulfureuse prononcée)					
Essai après chlorure de baryum.	214	»	brute 0.0131	brute 0,0040	brute 23,0
— après nitrate de cadmium	12	»			
Degré réel. . . .	202	»	réelle 0,0124	réelle 0,0045	réelle 26,8
Après 18 mois, (odeur sulfureuse très nette)					
Essai après chlorure de baryum à 8°	214	»	brute 0,0131	brute 0,0040	brute 23,0
— après nitrate de cadmium.	4	»			
Degré réel. .	210	»	réelle 0,0129	réelle 0,0042	réelle 23,9

(1) Quelques-uns de ces résultats ont été publiés dans l'ouvrage de M. le Dr Ch. Moinet, *Des indications particulières de l'eau de la Raillère*, ...

2° *Eau de Mauhourat.* — Le 19 octobre 1874, je fis remplir un égal nombre de bouteilles d'eau de Mauhourat, et les plaçai dans les mêmes conditions que celles d'eau de la Raillère.

La sulfuration de la source, au lieu de remplissage (buvette du pont de Benquès), était représentée par les chiffres suivants :

Essai brut pour 1000 cc. à + 20 . . .	162
— après chlorure de baryum	142
— après nitrate de cadmium	14
Degré réel	128

ce dernier représentait 0,0079 de sulfure de sodium. La sulfuration brute correspondait à 0,0087 de sulfure.

Après trois heures d'embouteillage, l'eau, transportée à Cauterets, marquait :

Essai après chlorure de baryum	138
— après nitrate de cadmium.	24
Degré réel	114

représentant une sulfuration brute de 0,0085 ; une sulfuration réelle de 0,0070
— une perte en sulf. brute de 0,0002 ; une perte réelle de 0,0017
— une perte pour °/₀ b^rte de 2,8 ; une perte pour °/₀ ré^lle de 10,9

	POUR L'EAU CONSERVÉE		SULFURATION	PERTE EN SULFURE	PERTE MINIMA pour 0/0
	A L'OBSCURITÉ	A LA LUMIÈRE			
Après dix-neuf jours de conservation					
Je trouvais : (le 7 novembre 1874)					
Essai après chlorure de baryum.	106	102	brute 0,0065	brute 0,0022	brute 25,3
— après nitrate de cadmium	40	32			
Degré réel. . .	66	70	réelle 0,0043	réelle 0,0036	réelle 45,3
Après 33 jours, (le 21 novembre 1874)					
Essai après chlorure de baryum	100	96	brute 0,00614	brute 0,0025	brute 29,6
— après nitrate de cadmium	32	34			
Degré réel. . .	68	62	réelle 0,0042	réelle 0,0037	réelle 46,8
Après 45 jours, (le 2 décembre 1874)					
Essai après chlorure de baryum.	92	78	brute { 0,0057 / 0,0048	brute { 0,0030 / 0,0039	brute { 35,2 / 45,0
— après nitrate de cadmium	32	38			
Degré réel. . .	60	40	réelle { 0,0037 / 0,0025	réelle { 0,0042 / 0.0054	réelle { 53,1 / 68,7
Après 116 jours, (près de 17 semaines)					
Essai après chlorure de baryum.	106	76	brute { 0,0065 / 0,0047	brute { 0,0022 / 0,0040	brute { 25.3 / 46,4
— après nitrate de cadmium.	40	40			
Degré réel. . .	66	36	réelle { 0,0040 / 0,0022	réelle { 0,0039 / 0,0057	réelle { 48,2 / 71,7
Après 6 mois (14 avril 1875)					
Essai après chlorure de baryum	70	•	brute 0,0043	brute 0,0044	brute 50,7
— après nitrate de cadmium.	42	•			
Degré réel. . .	28		réelle 0,0017	réelle 0,0062	réelle 76,5
Après 18 mois, avril 1876, (odeur nulle)					
Essai après chlorure de baryum.	16	2	brute { 0,00098 / 0,00012	brute { 0,0077 / 0,0086	brute { 88,7 / presq. tot.
— après nitrate de cadmium	0	0			
Degré réel. . .	16	2	réelle { 0,00098 / 0,00012	réelle { 0,00692 / 0,0078	réelle { 87,5 / presq. tot.

De l'examen de tous ces chiffres, quelles conclusions peut-on tirer ?

1° L'altération la plus grande des eaux sulfureuses se produit dès les premiers temps de leur embouteillage.

2° L'action de la lumière ne se fait presque pas sentir, et semble parfois se traduire en sens opposés.

3° S'il faut des précautions spéciales pour le remplissage des bouteilles, le bouchage est le point capital. L'eau d'une bouteille hermétiquement fermée s'altérera bien moins, à conditions égales, que celle d'une autre dont le bouchage laisse à désirer.

4° Il m'a toujours paru que l'eau de Mauhourat était plus facilement altérable que l'eau de la Raillère ou de César : mes expériences sur les eaux embouteillées viennent confirmer cette opinion. Ainsi tandis que dans un temps donné la Raillère perd 12, 15, 17, 19, ou 23 pour 0/0 de sa sulfuration, Mauhourat en perd une proportion plus forte allant progressivement de 25, 29, 35, 50, à 88 et même 100 pour 0/0. Cette perte correspond pour la Raillère à la disparition de 21, 26, 30, 34, et 40 *dixièmes de milligramme* de sulfure sodique sur les 171 qu'elle en possède, tandis que pour Mauhourat la perte indique la décomposition de 22, 25, 30, 44, 77 ou 86 *dixièmes de milligramme* de sulfure sur les 87 qu'elle en renferme au moment de la mise en bouteilles. Après un an et demi les bouteilles d'eau de la Raillère conservent une odeur hépatique très franche : celles de Mauhourat sont à peu près inodores.

5° Si l'on examine attentivement les deux tableaux ci-dessus, on peut voir qu'une bouteille d'eau de la Raillère, après un an d'embouteillage, présente une sulfuration presque égale à celle de la source; — deux bouteilles de la même eau analysées après quatre mois accusent une sulfuration supérieure à celle de l'eau examinée plus de deux mois avant ; — sur deux bouteilles d'eau de Mauhourat analysées le même jour, une seule possède un titre sulfurométrique plus élevé que celui indiqué deux mois auparavant : — faut-il voir dans cette augmentation de sulfuration réelle présentée par deux eaux différentes, à des époques distinctes mais éloignées du jour de leur embouteillage, une simple preuve de conservation plus parfaite, ou bien un exemple de ce phénomème, admis par plusieurs chimistes, qu'on nomme *sursulfuration?*

Dans le cours de mes expériences sur les eaux embouteillées, il m'a été donné d'observer un fait assez curieux qui a achevé de me convaincre de l'importance capitale d'un bon bouchage pour la conservation des eaux sulfureuses.

Pendant le mois de novembre 1874, la température s'étant sensiblement abaissée à Cauterets, parmi mes bouteilles exposées au dehors en plein air, deux furent cassées par la gelée, une d'eau de la Raillère, une d'eau de Mauhourat.

Deux autres d'eau de Mauhourat furent à moitié débouchées par la même cause sans être brisées : le bouchon sortait à demi du goulot, mais fermait encore bien et empêchait la rentrée de l'air.

L'eau de ces dernières bouteilles qui étaient restées à la lumière pendant trente-trois jours, m'a donné à l'essai sulfurométrique :

Essai après chlorure de baryum à + 6°. . . .	98	90
— après nitrate de cadmium.	34	32
Degré réel.	64	58

Une bouteille de la même eau, placée dans les mêmes conditions, mais qui avait résisté à l'effet de la gelée, a présenté :

Essai après chlorure de baryum à + 6°	70
— après nitrate de cadmium.	42
Degré réel.	28

correspondant à l'altération maxima du tableau précédent.

Une autre bouteille, conservée dans l'obscurité, à l'abri du froid excessif, pendant le même temps, marquait :

Essai après chlorure de baryum à + 6°. . . .	100
— après nitrate de cadmium.	32
Degré réel.	68

J'ajouterai que l'eau de la Raillère congelée possédait encore une odeur sulfureuse très-nette. Fondue au bain-marie, elle accusait une sulfuration notable.

Que prouvent ces résultats ?

A mon avis, les bouteilles les mieux bouchées, le plus en état de se conserver, étaient d'abord celles qui s'étaient brisées sous l'action du froid, puis celles dont le bouchon avait été chassé hors du goulot.

L'eau en se congelant s'était dilatée, et n'ayant pu expulser l'air renfermé dans la bouteille, avait brisé le verre ou repoussé le bouchon à moitié. Dans les bouteilles demeurées intactes, l'eau avait pu, chaque fois qu'elle augmentait de volume, chasser à l'extérieur l'air interposé : mais ce renouvellement d'air produit par les dilatations et contractions successives de l'eau embouteillée, sous l'influence de changements de température, avait facilité l'altération de l'eau sulfureuse, et c'est ainsi que cette eau, qui devait selon toute apparence être la mieux conservée, accusait au contraire le degré de dégénération le plus avancé.

ACTION DE L'AIR SUR LES EAUX SULFUREUSES.

Dans un autre ordre d'idées, j'ai voulu me rendre compte de la rapidité d'action de l'air sur nos eaux, en calculant l'altération ou désulfuration produite en un temps déterminé.

Le 13 juillet 1874, examinant l'eau de César à la buvette des Thermes, j'obtins comme degré sulfurométrique :

Essai brut pour 1,000 c c. . . . . , . .	300
— après chlorure de baryum.	284
— après nitrate de cadmium.	26
Degré réel	258

correspondant à 0 gr. 0159 de sulfure de sodium.

Le 15 juillet, l'eau des Espagnols, à la même buvette des Thermes, donnait :

Essai brut pour 1,000 c c.	270
— après chlorure de baryum. . . , ...	250
— après nitrate de cadmium.	28
Degré réel.	222

représentant une sulfuration de 0,0136 par litre.

Des bouteilles ordinaires en verre vert furent remplies de chacune de ces eaux, et laissées exposées à l'air dans une chambre, sans avoir été bouchées.

	Pour l'eau de César	Pour l'eau des Espagnols
Après 24 heures j'obtenais :		
Essai brut pour 1000 cc.	250	206
— après chlorure de baryum .	222	180
— après nitrate de cadmium .	62	44
Degré réel . .	160	136
Sulfure de sodium. . .	= 0,0098	= 0,00835
Perte éprouvée	= 0,0061	= 0,00525
Après 48 heures :		
Essai brut pour 1000 cc.	208	178
— après chlorure de baryum .	170	162
— après nitrate de cadmium .	64	46
Degré réel . .	106	116
Sulfure de sodium. . .	= 0,0065	= 0,0071
Perte.	= 0,0094	= 0,0065
Après trois jours :		
Essai brut pour 1000 cc.	150	138
— après chlorure de baryum .	134	98
— après nitrate de cadmium .	70	46
Degré réel . .	64	52
Sulfure de sodium. . .	= 0,0039	= 0,0032
Perte.	= 0,0120	= 0,0104
Après quatre jours :		
Essai brut pour 1000 cc.	90	128
— après chlorure de baryum .	74	78
— après nitrate de cadmium .	64	66
Degré réel . .	10	12
Sulfure de sodium. . .	= 0,00062	= 0,00079
Perte.	= 0,0153	= 0,0128

Après cinq jours :

Essai brut pour 1000 cc	90	11
— après chlorure de baryum .	72	86
— après nitrate de cadmium .	70	72
Degré réel . .	2	14
Sulfure de sodium . . .	= 0,00012	= 0,00086
Perte.	= 0,0158	= 0,01274

Après six jours :

Essai brut pour 1000 cc	11	70
— après chlorure de baryum .	80	54
— après nitrate de cadminm .	60	50
Degrè réel . .	20	4
Sulfure de sodium . . .	= 0,00123	= 0,00024
Perte	= 0,0147	= 0.01336

Après sept jours :

Essai brut pour 1000 cc	38	50
— après chlorure de baryum .	34	34
— après nitrate de cadmium .	34	34
Degré réel . .	0	0
Sulfure de sodium .	= 0,	= 0,
Perte	= 0,0159 Tol.	= 0,0136 Totale

On le voit, ce n'est qu'après une semaine entière que le sulfure de sodium a disparu complètement de l'eau minérale; celle-ci ne renferme plus à ce moment que des sulfites ou hyposulfites auxquels l'oxydation du sulfure donne naissance, et des sels alcalins (carbonates ou silicates.) L'eau des Espagnols contient de ces derniers une quantité plus forte que l'eau de César. La désulfuration de ces deux eaux, quoique fort sensible dans les premiers instants où elle se produit, met encore un temps assez long à atteindre sa dernière limite. Il doit en être de même des autres sources, et des eaux sulfureuses embouteillées. Considérable dès les premiers jours de l'embouteillage parce qu'elle se produit sous l'influence de l'air dissous ou interposé, l'altération de l'eau sulfureuse ne s'effectue plus que très lentement après, et on ne trouve pas une grande différenee, si du moins les bouteilles sont bien bouchées, entre l'eau mise en bouteille depuis quelques mois et celle qui date depuis plus d'une année. C'est ce qui ressort de mes analyses sur l'eau de la Raillère conservée.

Les hyposulfites qui se retrouvent encore après huit jours dans l'eau de César désulfurée au contact de l'air ne tardent pas à leur tour à disparaître : ils s'oxydent et se convertissent en sulfates sans action sur l'iode.

Ainsi, après vingt jours d'exposition à l'air dans une bouteille non bouchée, l'eau de César a donné au sulfuromètre :

Essai brut pour 1,000 c c.	20
— après chlorure de baryum	0
— après nitrate de cadmium.	0

Cette eau ne renfermait plus que des sels alcalins.

L'eau des Espagnols, après quatorze jours, a marqué :

Essai brut pour 1,000 c c.	20
— après chlorure de baryum	4
— après nitrate de cadmium	0
Degré réel.	4

Ces quatre degrés, que l'on retrouve après avoir constaté une désulfuration totale huit jours auparavant, représentent quelque sel sulfureux, produit sans doute d'une réduction des sulfates par la matière organique de l'eau, réaction inverse de celle qui constitue l'altération ou oxydation des sulfures.

CONSIDÉRATIONS GÉNÉRALES

Les températures mentionnées dans le cours de ce travail ont été relevées avec les plus grandes précautions, en employant à la fois plusieurs thermomètres de précision gradués sur tige, tous très concordants. Je me suis assuré à maintes reprises, durant les deux années qui viennent de s'écouler, de l'exactitude de ces chiffres ; ils sont pour la plupart inférieurs à ceux qu'avait indiqués O. Reveil, et diffèrent de quelques dixièmes de degré avec ceux publiés récemment par d'autres observateurs. Ces différences s'expliquent sans peine : on sait qu'une source présente d'un jour à l'autre, et même à deux instants d'une même journée, des variations de température parfois considérables. Les causes qui font varier le degré thermométrique des sources thermales sont nombreuses. La pluie, la neige, un froid sec, abaissent le degré habituel ; un soleil ardent, un temps chaud l'élèvent au contraire. Des circonstances indépendantes de l'atmosphère peuvent aussi le modifier. En voici un exemple dans le relevé des températures que j'ai observées pendant une série de jours sur les buvettes de César et des Espagnols aux Thermes :

Année 1874		César		Espagnols
15 Juillet	T =	45° 4	T =	43° 2
17 —		45° 2		43°
18 —		45° 1		42° 9
21 —		45° 3		42°
23 —		45° 4		42° 6
24 —		44° 9		42° 3
25 —		44° 9		42° 7
27 —		45° 1		43° 1
28 —		45° 5		43°
29 —		44° 9		42° 6
30 —		44° 9		42° 9
31 —		44° 9		42° 3
3 Août		45° 2		42° 6
23 —		44° 9		44° 9
24 —		44° 9		44° 8
4 Octobre		45° 6		44°
5 —		45° 5		43° 9

Au 23 août, la température de la buvette des Espagnols se trouve élevée de 2° 3, et devenue égale à celle de César. Quelques jours auparavant on avait nettoyé le tuyau de descente des Espagnols, et fait disparaître ainsi une cause d'obstruction du conduit, laquelle en ralentissant le cours de l'eau favorisait son refroidissement. A partir de ce jour on peut voir le degré thermométrique de la buvette s'abaisser insensiblement, tout en restant soumis aux autres causes de variation qui influent sur la source voisine.

La sulfuration que j'indique est généralement, du moins pour les sources qui étaient déjà convenablement aménagées en 1860, inférieure à celle qu'avait trouvée O. Reveil. Cela tient-il à la sensibilité plus grande de la liqueur sulfurométrique dont je me suis servi, ou serait-ce simplement la constatation d'un phénomène lent, mais incontestable, de la diminution avec le temps des degrés thermométriques et sulfurométrique de nos sources pyrénéennes? En revanche j'ai constaté pour d'autres sources, mieux aménagées aujourd'hui, une sulfuration plus forte qu'autrefois.

Le tableau de mes résultats sulfurométriques me permet de classer ainsi, par ordre décroissant par rapport à leur richesse en sulfures, nos sources de Cauterets *considérées à leurs griffons :*

César.
Les Espagnols.
La Raillère.
Les Œufs.
Le Rocher.
Le Pré.
Pause-Vieux.
Le Petit Saint-Sauveur.
Le Bois.
Mauhourat.

Ce classement n'est pas le même que celui admis jusqu'à présent. Je fais une réserve pour la source de Pause-Vieux : le jour où le conduit de cette source sera établi dans des conditions meilleures, le degré de sulfuration de Pause-Vieux sera plus élevé, et la source remontera dans le tableau de sulfuration.

Voici le rang de *nos buvettes*, par rapport à la proportion d'élément sulfureux retrouvé au lieu d'emploi :

Vieux-César.
Pause-Nouveau.
La Raillère.
César aux Thermes.

7

Les Espagnols aux Thermes.
Le Pré.
Pause-Vieux.
Les Œufs au pont de Benquès.
Mauhourat à la grotte.
Mauhourat au pont.
Le Rocher.

Nos bains les plus sulfureux à la T. de 35° C, sont ceux de de la Raillère (aile nord); puis viennent ceux de

César.
Les Espagnols.
Pause-Vieux.
Le Pré.
Le Bois.
Le Petit Saint-Sauveur.
Le Rocher.
Les Œufs.

En terminant cette étude je veux dire les réflexions, et exposer les vœux que mes recherches m'ont inspirés : je crois que des réformes sont nécessaires dans l'aménagement des sources de Cauterets, pour certaines du moins.

Les sources de César et des Espagnols sont les plus sulfureuses que nous possédions, celles qui par conséquent pourraient être les plus actives, tant à l'intérieur qu'à l'extérieur. Jusqu'à présent elles n'ont pu être utilisées que dans un établissement éloigné de leur point d'émergence, après un parcours assez long pendant lequel elles subissent des pertes inévitables : et malgré cet appauvrissement elles donnent tous les jours des succès que l'on ne compte plus. Le projet de création d'un chemin de fer à ascenseurs qui transporterait rapidement et commodément les malades jusqu'auprès de la buvette du Vieux-César, projet qui est en bonne voie de réussite, me fait espérer que bientôt nos clients pourront boire l'eau de César non altérée. On peut prévoir même dans un avenir qui suivra de près le fonctionnement de la voie ferrée, la reconstruction d'un établissement confortable où les eaux de César seront exploitées à proximité de leur griffon. Je ne doute point qu'alors la clientèle de Cauterets s'accroisse de toute une catégorie de malades, tels que les écloppés qui vont chercher à Barèges de la vigueur pour leurs membres affaiblis, ou des asthmatiques qui voudront humer les vapeurs de César.

Je voudrais voir les canaux de conduite de Pause-Vieux remaniés complètement, de façon à assurer à cette source une conservation intégrale au griffon, et un cours rapide et facile jusqu'à ses réservoirs.

La conduite d'amenée du Rocher devrait être l'objet de réparations complètes de la part de ses propriétaires ; j'aimerais mieux pour ma part une buvette plus chaude et plus sulfurée, des bains et des douches plus actifs, que l'eau fortement dégénérée que nous offre cet établissement. Il ne sera pas difficile aux médecins de trouver les applications de la source nouvelle : je dis nouvelle, puisque cette source ne sera plus alors ce qu'elle est aujourd'hui.

Il est bon qu'on examine souvent l'état des bassins, des tuyaux de conduite et de distribution, non-seulement de ces sources de l'Est, mais de toutes nos sources en général. Ceci n'est point un *desideratum*, car je sais que la Compagnie fermière des eaux, en confiant la surveillance de nos sources et de tout ce qui s'y rattache à un directeur actif et intelligent, les a placées en de bonnes mains qui n'auront garde de laisser péricliter nos richesses hydrologiques.

La source de Rieumiset, qui se sépare nettement de nos eaux sulfurées, a été dernièrement l'objet de travaux importants et d'études intéressantes : elle semble appelée à un rôle spécial dans la clinique de notre station. Que chacun des médecins de Cauterets étudie attentivement l'action de cette eau minérale, et apporte son contingent d'observations pour établir d'une façon sérieuse, positive et certaine, ses propriétés et ses indications.

Pour notre incomparable buvette de la Raillère, il ne faut qu'une surveillance soutenue afin de conserver les excellentes conditions d'installation qui font sa valeur. Il n'y a plus à songer à éloigner l'établissement de ces griffons précieux ; qu'on en rende plutôt l'accès aussi rapide et aussi aisé que possible, cela sera plus profitable.

D'accord avec tous mes confrères, et avec les malades qui fréquentent Cauterets, je ne cesserai de demander qu'on fasse disparaître au plus tôt cette baraque piteuse qui abrite les buvettes de Mauhourat et des Œufs, et qu'on la remplace par une construction commode et gracieuse digne de la source et de ses fidèles. Je voudrais en même temps qu'on passe en revue les tuyaux de descente de ces deux sources : il vaut la peine de diminuer autant que possible leurs chances d'altération. Le captage des griffons des Œufs me paraît irréprochable, les conduits devraient l'être également.

Au Petit Saint-Sauveur, je voudrais n'avoir rien à critiquer, mais le captage de ses sources est défectueux. Le griffon de la source ancienne laisse échapper des filets perdus dont l'eau est recueillie parfois derrière l'établissement pour alimenter la chaudière. La source nouvelle, qui jaillit en contre-bas, est d'une grande importance pour l'établissement; il faudrait refaire le captage, et trouver un système meilleur que le système actuel pour l'amener dans les réservoirs en lui conservant le plus possible sa sulfuration et sa température.

Le Pré réclame une grande attention. Il serait à désirer que cet établissement fût reconstruit sur une plus vaste échelle, aménagé selon les exigences de l'époque avec tous les perfectionnements balnéaires, de manière à tirer parti des immenses ressources qu'il possède.

L'établissement du Bois, si utile pour les rhumatisants malgré la pénible ascension qu'ils doivent tenter pour y aborder, est toujours à la veille d'être reconstruit. Quand donc le syndicat de la vallée de Saint-Savin saura-t-il prendre une détermination, et tirer enfin meilleur parti de ces deux sources estimées, que de nouvelles fouilles ne peuvent qu'augmenter, et mettre en plus parfait état d'aménagement et d'emploi ?

Enfin je ne puis que souhaiter la continuation des progrès apportés chaque année à l'installation balnéothérapique de notre établissement modèle. Ce ne sera que par des améliorations incessantes, une surveillance bien entendue, une conservation parfaite de ses sources, une organisation irréprochable dans le service de ses bains et de ses buvettes, que Cauterets pourra se tenir à la hauteur du rang qu'il a su acquérir.

Mon vœu le plus ardent est de l'y voir maintenu par les efforts de tous. Puissé-je, en publiant cette étude, y contribuer pour une légère part.

TARBES. — IMPRIMERIE DE PERROT-PRAT, PLACE MARCADIEU.

www.ingramcontent.com/pod-product-compliance
Ingram Content Group UK Ltd.
Pitfield, Milton Keynes, MK11 3LW, UK
UKHW020357230726
13925UKWH00003B/1163

9 782019 250256